心理防疫百问百答

北京市社会心理工作联合会
北京体育广播《老年之友》节目组　组织编写

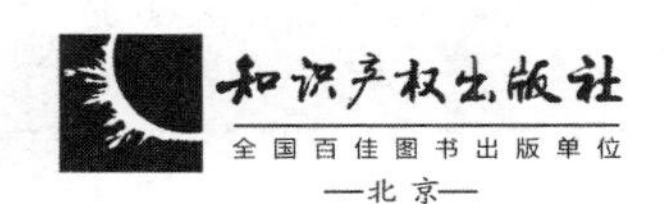

图书在版编目（CIP）数据

心理防疫百问百答/北京市社会心理工作联合会，北京体育广播《老年之友》节目组组织编写．—北京：知识产权出版社，2020.7

ISBN 978-7-5130-6979-3

Ⅰ.①心… Ⅱ.①北… ②北… Ⅲ.①日冕形病毒—病毒病—肺炎—心理疏导—问题解答 Ⅳ.①R395.6-44

中国版本图书馆CIP数据核字（2020）第098517号

责任编辑： 常玉轩　　**责任校对：** 王　岩
封面设计： 陶建胜　　**责任印制：** 刘译文

心理防疫百问百答

北京市社会心理工作联合会
北京体育广播《老年之友》节目组　组织编写

出版发行：	知识产权出版社有限责任公司	**网　　址：**	http://www.ipph.cn
社　　址：	北京市海淀区气象路50号院	**邮　　编：**	100081
责编电话：	010-82000860转8572	**责编邮箱：**	changyuxuan08@163.com
发行电话：	010-82000860转8101/8102	**发行传真：**	010-82000893/82005070/82000270
印　　刷：	天津嘉恒印务有限公司	**经　　销：**	各大网上书店、新华书店及相关专业书店
开　　本：	880mm×1230mm　1/32	**印　　张：**	6.25
版　　次：	2020年7月第1版	**印　　次：**	2020年7月第1次印刷
字　　数：	153千字	**定　　价：**	48.00元

ISBN 978-7-5130-6979-3

编委会

前　言

2020年初，一场传播性很强的新型冠状病毒不断蔓延。为阻击疫情，各级党政部门迅速采取有力措施，全国各地纷纷启动重大突发公共卫生事件响应。新型冠状病毒肺炎的疫情来势汹汹，不仅给居民的生活带来巨大的变化，同时也引起民众恐慌和心理上的变化。

习近平总书记在北京考察新冠肺炎防控科研攻关工作时强调，病人心理康复需要一个过程，很多隔离在家的群众时间长了会产生这样那样的心理问题，病亡者家属也需要心理疏导，要高度重视他们的心理健康，动员各方面力量全面加强心理疏导工作。为贯彻落实中央领导同志指示精神，2020年1月26日，国务院应对新冠疫情联防联控工作机制印发了《新型冠状病毒感染的肺炎疫情紧急心理危机干预原则》。3月18日，为进一步加强重点人群心理疏导和心理干预，国务院应对新冠疫情联防联控工作机制又印发了《关于印发新冠肺炎疫情心理疏导工作方案的通知》。习近平总书记的重要讲话及国务院联防联控工作机制印发的心理危机干预原则和方案，为我们深入推进科学防控，打赢疫情防控阻击战，有序开展新冠疫情期间的心理援助和心理防疫工作提供了重要指导。

北京市社会心理工作联合会在张青之会长的带领下，于1月23日（大年二十九）召开全体理事视频会议，迅速组建了志愿者队伍，采取边培训边上岗的工作模式，打响了北京市社会心理工作联合会心理防疫的第一枪。2020年2月5日，北京市社心联理事会决定与北京广播电视台体育广播《老年之友》栏目组联合录制《心理防疫百问百答》节目，通过广播和网络将心理防疫科普知识以最快、最便捷的方式提供给社会大众。

为了让该项目尽快落地播出，社心联张青之会长任命理事刘松怀为项目组组长，任命郭勇为项目组副组长，北京电台著名主持人芳华为项目联系人及最终编审，要求节目在一周内完成上线及播出。按照时间倒推的方法，刘松怀副会长组织项目组专家制订了详细的工作方案，具体计划是：2 月 5 日至 6 日完成邀请专家及征集《心防百问百答》100 个问题并完成审核归类，2 月 7 日专家要分别完成 100 问题回答的音频录制，2 月 8 日项目专家组要完成录制问题内容审核，2 月 9 日至 11 日交电台审核并编辑。时间紧、任务重，按照工作方案和计划，最终选定了 24 位心理专家参与节目问题征集和录制，仅仅一天的时间，就收集到 124 个与新冠疫情相关的心防问题，经过项目组专家审核归类，确定 111 个问题为最终内容。

这 111 个问题涵盖了新冠疫情期间人们可能遇到的方方面面的心理困惑和疑问，主要包括疫情下常见的心理应激问题和干预措施、一线服务人员及家人遇到的心理困扰和问题、社区防疫及社会工作者工作中遇到的问题、志愿工作者服务中的困惑和问题、上班人员的困扰和担忧、确诊和疑似患者常见的心理问题、居家隔离人员困扰问题、社会大众心理恐慌问题、儿童和老年人的心理问题及疫情期间就医中遇到的担忧和困扰等方面的内容。20 多位心理专家对心防问题的回答严肃、认真，他们的回答内容体现出《心理防疫百问百答》项目要求的科学性、专业性、科普性、指导性、实用性等原则。

经过北京电台芳华老师的昼夜加班和高效率的后期编辑制作，2020 年 2 月 11 日《心理防疫百问百答》正式在北京电台体育广播《老年之友》首播，2 月 14 日，《心理防疫百问百答》76 个问题的解答音频上传到北京广播电视台官方音频客户端“听听 FM”，2 月 17 日，111 个心理问题的解答音频全部上线。随后《心理防疫百问百答》内容又陆续在北京电台其它频率播出，并在“学习强国”APP 推广传播。同时，北京电台也在积极与国内各地方电台合作播出该节目。

为了满足不同人群及社会大众学习和阅读的需要，让心理防疫科普知识更好地传播和推广，提高全民对突发公共危机事件的心理应对能力，在知识产权出版社的大力支持和帮助下，北京市社会心理工作联合会与北京体育广播《老年之友》节目联合编写出版《心理防疫百问百答》音频文字稿。文字稿内容全部是按《心理防疫百问百答》节目中每位专家的口述内容翻录，编者只根据阅读及语法习惯对其中过于口语化的表达进行了整理和修改，这样的整理方便了阅读，同时也不改变节目音频中表达的意义。书中附有二维码，读者扫码可以听到全部音频。

《心理防疫百问百答》项目的成功实施和文字稿的出版，是北京市社会心理联合会的专家们与北京电台的工作人员共同努力的结果，是全体人员集体智慧的结晶，它在及时和最广泛地帮助社会大众应对新冠疫情下的恐慌情绪和困扰、恢复抗击疫情的信心、保持健康心态等方面起到积极的作用。由于录制音频及成书时间比较紧张，又面临新冠疫情，各位专家的工作全部是在线上进行的，音频和书中内容难免有不足之处，恳请读者和专家批评指正。

《心理防疫百问百答》项目组编委

2020 年 6 月 19 日

目　录

Q1 什么是心理危机干预?

我是北京市房山区暖阳社会工作事务所的国家二级心理咨询师鲁士杰，今天我来为大家解答这个问题。

心理危机是指一个人在突然遭受严重的灾难、重大生活事件或精神压力的时候，生活状况发生明显的变化，出现了用现有的生活条件和经验难以克服的困难，以致陷入痛苦和不安的状态，并经常性伴有绝望、麻木不仁、焦虑以及植物神经功能紊乱症状和行为障碍的一种情形。心理危机干预，就是指针对处于心理危机状态下的个人，运用心理学的理论和方法，及时给予适当的心理援助，使之尽快摆脱痛苦和困难，恢复正常生活的方法。

心理危机干预的过程可以分成六个步骤，第一是确定问题，第二是保证求助者的安全，第三是给予支持，第四是提出可变通的应对方式，第五是制订好恢复计划，第六是得到求助者的承诺。

在整个过程中，重要的是采取积极的应对方式，以动作和行为作为工作的重点。

如何调节压力，有哪些压力管理策略？

大家好，我是来自北京安定医院国家精神心理疾病临床医学研究中心的周晶晶医生，我来为大家解答这个问题。

压力本质上是由刺激到反应的一个动态过程，在这个过程中可能会存在很多中介因素，这些中介因素可能包括一些个体的差异、社会的支持、环境的控制以及认知的评价。

也就是说，从压力刺激到反应的动态过程中，中介因素起了很大的作用，我们可能会因为个体差异、社会支持、环境控制和认知评价的不同而导致最终的反应不同。在整个动态的过程中，个体的主观评价其实始终起着决定性的作用。当我们出现一些外在的急性应激反应的时候，我们的身体机能就会发生一系列的变化。当这种压力在我们个体的心理和生理承受能力范围内，其实就是一种具有挑战性的动力，这种动力对任何人而言都是一种财富。

但是，当这种压力超过了我们的承受范围，就会带来很多不良的影响。压力本身其实是可以得到管理的，我们可以通过一些方式来进行调节。针对压力的反应和管理，我们可以分为两个大部分，首先是针对压力源进行管理，其次是针对压力的身心反应来进行管理。

针对压力源的管理，我们要认清压力源带给我们的影响，通过一些积极的方式来处理掉影响我们情绪的压力源。

针对压力带给我们身心反应的管理可以分为几点。第一，我们可以舒解自己的情绪，也就是察觉自己面对压力所造成的情绪，并接受自己的情绪，以积极的方式去看待情绪本身，并且采取较为适当的行动。比如我们面对压力的时候，会很紧张、恐惧，我们要接纳这些情绪，并适当地去排解它们，或采取更好的方式来化解这些情绪。第二，我们要学会调节自己的情绪，一些适当的情绪宣泄是有助于恢复情绪平衡的，我们可以选择倾诉、运动，或者唱歌，选择一些适合我们个人的方式，去舒解我们的情绪。第三，我们需要保持一个乐观的态度，也就是要换一个角度去看待问题。很多时候人们之所以会陷入一种焦虑和绝望的情绪，都是源于我们的一种悲观的认知。当换一个角度，我们也许会看到，很多危机其实也是转机，因此乐观的态度也是可以帮助我们解决焦虑或者改善压力的。第四，当我们出现身心反应的时候，比如，很多人会出现躯体的紧张或者肌肉僵硬的感觉，我们可以通过肌肉放松的训练，包括瑜伽、打坐这样一些舒缓调节的方式，来缓和我们的这种生理的反应，达到减轻压力的目的。

这些都是我们能够改善压力的方式。

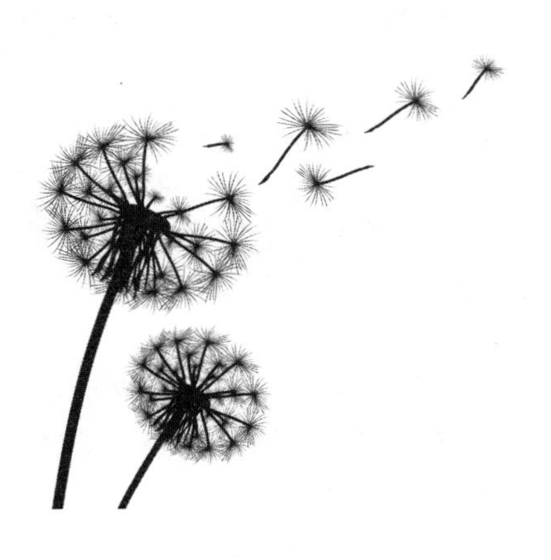

针对特殊人群的抑郁有哪些特殊的治疗策略？

大家好，我是来自北京安定医院国家精神心理疾病临床医学研究中心的周晶晶医生，我来为大家解答这个问题。

首先，我们来了解一下什么叫抑郁症。一般来说，抑郁症是由多种原因引起的，以显著而持久的情绪低落为主要临床特征的精神障碍，它一般是间歇性发作，病程可以持续多年，具有反复发作的特点，总体预后比较好。由于受到社会因素、环境因素以及生物学因素的影响，一些特殊的人群可能相对于普通人群更易感，比如老年人群、青少年人群、孕产妇人群，而对于这些特殊人群的抑郁，其治疗策略与大多数成人的抑郁症的治疗策略是有差别的。

对于一般的抑郁症人群，我们现在都强调综合干预，现有的抑郁症治疗方式主要分为药物治疗、心理治疗、物理治疗，以及近年来比较推崇的运动干预治疗。以上的这些治疗方式都是临床一线比较常用的治疗方式。针对特殊人群，其治疗方式上可能会有一些差异。比如对于孕产妇人群，药物治疗可能一般就不再作为临床一线的考虑。因为药物治疗可能会对胎儿有一定的影响，因此一旦孕妇出现抑郁的情绪，我们都不会将药物治疗作为临床一线的首选。

对于青少年和老年人来说，药物治疗也跟成人治疗不太一样，药物的选择，包括药物剂量可能会有所调整。尤其是老年人群，因为他们本身就容易受到躯体疾病的影响，很多人都合并很多具体疾病，服用很多对症的药物。我们在进行抗抑郁治疗的时候，可能要减低相应的合并用药的剂量。针对青少年人群，我们所说的抑郁症其实并没有表现出典型抑郁症的诸多症状，所以我们在挑选药物的时候就有一定的局限性。

以上这三类人群的抑郁发作表现可能都跟成人的抑郁类型不一致。因此，在药物治疗选择上，包括剂量的选择上，可能都是需要特殊对待的。

另外，这三类特殊的人群会受到特定环境因素的影响，我们在现实生活中也应该更加关注他们的心理变化，一旦他们出现可疑的情绪问题，我们应该及时带他们去做一个简单的筛查。其实在一些公共网站上，我们可以很容易地找到一些抑郁的自评量表，比如 PQ9 量表，它就是一个非常简单的抑郁自评量表。通过这样的自评量表筛选出的病人可能确实存在抑郁情绪，我们需要把他们带到专业的精神医疗机构，让专业的精神科医生给予判断，甚至给予更好的治疗。

针对不一样的人群，针对不一样的患者，我们给出的治疗策略也是不一样的，最重要的一点是，需要对这些特殊人群在早期给予识别，能够早带他们去就诊，让他们及时得到更好的救助和帮助，这么做是改善预后的一个最好的途径。

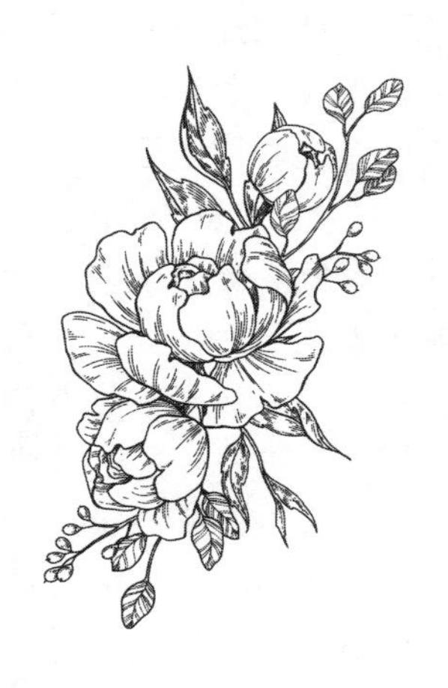

每天无所事事，我抑郁了吗？

大家好，我是来自北京安定医院的主任医师闫芳，我来为大家解答这个问题。

每天无所事事，我抑郁了吗？2020 年的春节时间有点偏长，大家也知道在春节之前一场疫情突发而至，在这个疫情面前，我们最好的办法就是少出门，减少交叉感染。但是又出现了另外一个问题，很多人每天不是躺着就是在无聊地盯着手机或者看着电视，不知道自己每天在干什么，有的人可能就会有这样的疑问，每天这样无所事事，我到底怎么了？听说抑郁的一个表现就是每天什么都不想干，无所事事。那么，我是抑郁了吗？

首先，我们要明确，在特殊的时期，为了减少交叉感染我们减少了出门的次数，这确实造成每天无所事事这样一个状况。但是这种无所事事和抑郁症患者的无所事事是不一样的。

抑郁症患者的主要表现到底是什么？首先，他可能会出现情绪低落或者兴趣降低，这两种里至少有一种。其次，他还可能会出现一些活动减少，也就是我们说的“三低”症状，情绪低、兴趣低、活动频率低。除了这些症状，抑郁症的病人还可能会出现食欲下降、睡眠不好、悲观、自责、不愿意与人交流等其他的一些症状。最后，如果你觉得自己无所事事，这时候我们建议，你是不是可以去找一些办法来缓解一下自己目前的情况。

我们以前很难有这么大段的时间去做自己喜欢的事情，比如以前喜欢画画，喜欢书法，一直没有时间去做。现在有了时间，我们就可以去做一些这样的事情。大家也可以看到，目前网上提供了很多信息，有很多免费在线学习的视频，我们可以借着这样的一个机会来提高自己的一些技能。让我们把这段相对空闲的时间充分利用起来。

但是，如果除了无所事事，您还有我刚才说的情绪特别低、什么都不想干、活动减少，或者食欲不振、睡眠障碍等问题，且这些问题的持续时间在两周以上，这时建议你通过网络或者电话咨询的方式，求助于专业人员，让他们来判断一下，是否是你的情绪出了问题。最后，祝你在这段时间情绪好、身体好。

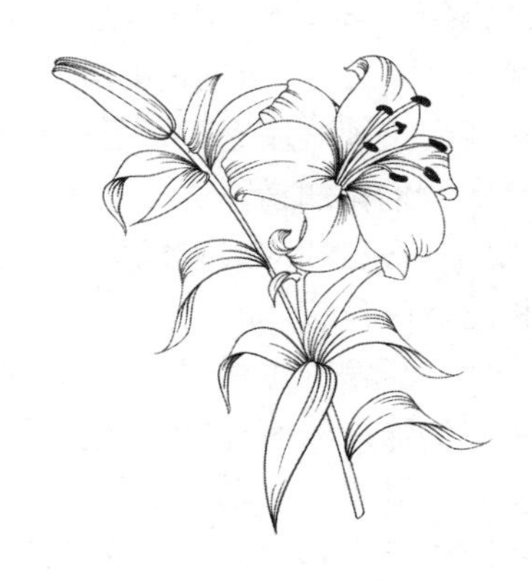

恐慌时有哪些自我调适的小技巧?

大家好，我是来自北京安定医院的主任医师闫芳，我来为大家解答这个问题。

在特别的时期，疫情不但威胁着我们的身体健康，也使我们的心理处在焦虑之中。那么，如何缓解焦虑呢?

第一，我们要允许自己焦虑，即接纳焦虑。焦虑是我们面对威胁时最常出现的情绪反应。疫情当前，每个人或多或少都会出现紧张不安的情绪，要理解和接纳自己现在的这个状态，告诉自己这是我们面对不正常情境的正常反应，要允许其存在，也要理解它可能会持续一段时间，但随着时间的延长，程度会逐渐减轻。其实我们都知道，适度的焦虑可以提高我们的警觉水平，提高人们的适应和应对的能力，这是人类的一种自我保护，也是一种防御的反应。

第二，我们要保持正常的生活规律。虽然休假在家，我们还要尽可能地和平时的作息时间保持一致，不要睡得太晚，第二天也不要起得太晚。进食、运动、娱乐、家务等活动也不可缺少。在必要的防护条件下，丰富而有规律的生活能提高我们自身的免疫力，能让我们更加有信心和力量面对不断变化的未知风险。

第三，我们要互相支持，在某种情况下，倾诉可以缓解焦虑。人是社会性动物，所以我们要适度地保持沟通和交流。如果家人也处在这种担忧之中，那么大家都把自己的担忧说出来，发现彼此都是同样的心情，反而可能会释然。也可以为你记挂的一些亲朋好友打个电话，去问问他们的情况，分享一下自己的感受，这个做法可能会帮助你的亲朋好友。

第四，我们要利用自己的兴趣爱好，想想既往自己有过哪些兴趣爱好，有哪些方式可以帮助自己保持心情平静和愉悦，这些爱好也可以让我们的情绪做一个调整。

第五，我们要适度获取信息。疫情牵动着我们每个人的心，了解疫情的变化可以在某种程度上获得一定的掌控。但是如果每时每刻都在刷手机，在看电视，看手机和电视推送的信息，如果你是一个自我暗示比较强的人，就会被这些负性信息打倒，自己的日常生活节奏也会被扰乱，造成不必要的心理恐慌。因此，我们每天可以适时接收一些官方的信息，但是要尽可能把这个时间控制在一个小时之内，比如，我们可以在早上或晚上找个特定时间去获取信息，这取决于个人，但是我们不建议在睡前去做这些事。

第六，我们可以去求助或尝试一下既往的一些经验。既往碰见紧张焦虑的时候，自己做了哪些事情帮助自己渡过难关的？比如，听音乐、画画、阅读、冥想、运动等，看看这些能不能帮助自己。

第七，我们可以通过一些自我安慰，比如自己写一些安慰和激励自己的话语，放到随时可以看到的地方，或者自己的手机里。如果感到特别紧张和焦虑，时不时拿出来朗读或默念，这样可能也会有帮助。

还有一点需要提醒，在过于紧张焦虑时，我们千万不要通过酒精和咖啡来解决。适度饮酒可能会让你暂时忘却紧张焦虑。但是，它只是暂时性的，不是长久之计。如果为此出现了大量饮酒，可能会造成身体方面的其他问题。另外，我们也可以通过一些呼吸训练、运动等方式来调节自我的情绪。建议大家放松心情，适当运动，规律生活，远离恐慌，与恐慌和平共处。

怎样判断自己和家人目前是否需要心理帮助?

大家好，我是北京市房山区春燕社会工作事务所的负责人，我叫班春燕。我来为大家解答这个问题。

受到疫情影响，大家都会或多或少出现一些紧张、担心等消极情绪，这属于正常反应。但是如果这些情绪持续时间过长，甚至严重影响日常生活的话，我们就需要重视了。从专业上来判断心理健康是否出现问题，心理工作人员一般会通过量表、访谈工具等方式进行鉴别，但在疫情期间大家不便去进行面询，在这里我先教给大家几个指标，可以帮助大家简单地判断自己和家人目前是否需要心理帮助。

第一，观察一下情绪上的变化，是否经常性地觉得很紧张、很焦虑，并且持续很多天无法缓解；是否出现了巨大的情绪波动，比如说易怒、过分担心、焦躁、过度悲观以及情绪过分低落等。第二，看一下行为上是否出现了一些强迫表现，比如出现反复消毒、清洗等不受控制的行为。第三，看一下身体上是否出现了一些比较明显的症状，比如因过度担心导致食欲下降、失眠、头痛、心悸等状况。如果出现以上情形，那么我们就需要及时去寻求专业人员的帮助了。

现在政府和社会上已经开通了多条心理援助热线，如果出现以上症状或者怀疑自己存在异常心理，我们可以及时拨打热线电话进行咨询，专业人员会对您的情况进行评估，并进行相应疏导。另外，现在很多部门也发布了在线的心理评估软件，大家可以寻求官方发布的可信平台进行在线测试，由此可以快速识别自己或家人目前的状况是否超出了正常范围。疫情期间，大家要多关注自己和家人的心理健康状况，一个好的心理状态是有利于我们抗击疫情的。

出现不良情绪，可以通过哪些方式调节？

大家好，我是北京市通州区明心社会工作事务所的何秀琴，国家二级心理咨询师。我来为大家解答这个问题。

随着新冠肺炎每日确诊及死亡数据的不断变更，人们对疫情的恐惧、无助、焦虑等感觉越来越强，情绪也在不知不觉中起伏。有的人出现焦虑、抑郁，有的人出现抱怨、指责、对抗等言行。面对这种情况，我们该如何进行自我调节？下面我介绍几个简单的方法。

第一，腹式呼吸法。找一个舒服的状态坐着，或者躺着，把手放在肚子上，慢慢地深吸一口气，持续 3 ~ 4 秒钟。感受肚子在我们吸气时慢慢鼓起来，然后再专注地、慢慢地呼出这口气，也持续 3 ~ 4 秒钟，让腹部慢慢回缩，重复这个过程 20 次，直到感到情绪缓解。

第二，着陆技术。如果你发现自己极度担心或焦虑，把注意力带回到当下，感觉一下双脚跟地面的接触，身体跟椅子的接触。动动手指头或脚趾头，用心感受它们的存在及其带给自己的感觉，环顾一下四周，快速命名一下你所看到的各种东西，颜色、形状、物品名称都可以。想一想你爱的人或者深爱你的人的面容，或者记忆中让你感受到轻松或愉快的场景。比如一家人出去旅游，一个温暖惬意、有着浓浓咖啡香的记忆的下午，或者哼唱你童年时就喜欢的一首歌。

第三，与自己的情绪对话。用右手给自己的情绪写一封信，沉浸其中，充分表达想对情绪说的话，不论长短，当自己感觉完全表达了，就可以结束，然后换成左手，代表情绪回复来信。

第四，看见并呈现情绪。找一个安静的场所，选择自己喜欢的颜色，用彩笔把自己的情绪画下来，不论画什么形状，哪怕涂鸦都是可以的，只是要沉浸其中去感受它，并画出来，直到自然停笔。

第五，放松。其实我们每个人都非常智慧，平时我们每个人都有属于自己的放松方式，如追剧、喝茶、聊天，这些都非常好。在你觉得烦躁不安的时候、情绪波动的时候，都可以尝试去用自己熟悉的放松方式来放松。建议大家安排好自己的生活，在放松中，让自己对生活有掌控感。

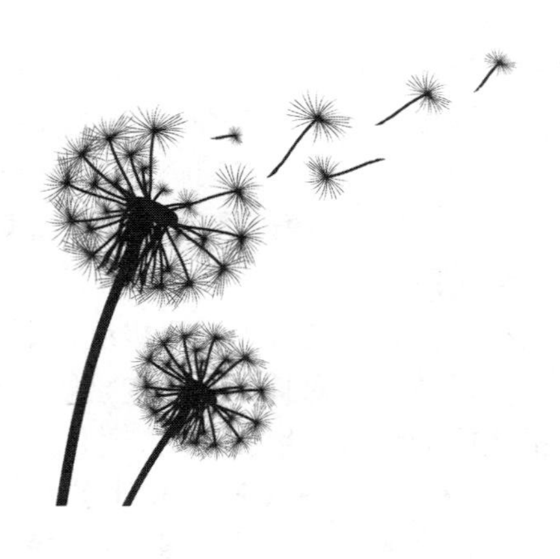

社区书记如何为社工团队提供心理支持？

大家好，我是北京市社会心理工作联合会会长张青之，我来给大家解答一下这个问题。

社区书记如何为社工团队提供心理支持？社区是防疫工作的前沿地带，很多任务都需要社区去落实，尤其是长时间的社工值班，使得大家精神疲惫，产生恐惧、焦躁等多种情绪。社工团队能不能在战疫的关键时刻，保持高昂的斗志和坚强的战斗力，需要书记当好团队的带头人、心理依靠人，因此书记给团队提供心理支持是非常重要的。

社区书记对社工团队提供的支持，一般来说有三个方面：价值的支持、团队的支持和情绪的疏导。

第一个方面是要及时给予团队成员价值确认。我们每个人的工作都是有价值的。在防疫工作中，社区工作者（以下简称社工）站在外面防止一些不良行为，给需要隔离而又不自觉隔离的人员做工作，实际上这都是非常艰巨的任务。搞好社区防控，每一个社工既有责任又有工作贡献，而我们的贡献就是我们社工的价值所在。社区书记要把每一个员工在开展这项工作中具有的价值给大家说清楚。你为什么要做这项工作？做这项工作的意义在哪里？我们对社会的贡献在哪里？要让大家保持一个清醒的思想认识，同时要肯定大家的工作，肯定大家做了很多贡献，有多少成绩。比如有的社区书记把社工值班的身影拍成照片，然后发到社区群里，让社区的居民给他们点赞。这些社工觉得自己做的工作被领导和居民认可，工作很有价值，这就是价值的确认，是心理支持的关键。我们说一个人有没有内心的动力，实际上就是他有没有获得价值感，因此价值感是每个员工工作的发动机。

第二个方面是提供团队的支持。社区书记要紧紧依靠团队的力量，建设一个好的团队，给大家提供一个温暖的、紧密的、互相鼓励的氛围，让团队的所有人都经常说一些鼓励的话，有能量的话。每天见面的时候打一声招呼，工作的时候道一声辛苦，让团队始终充满温馨，建立一个亲密的、充满感情的团队。经常保持团队的温度，保持团队的凝聚力，保持团队的正能量。而这一切就要靠书记精心地维护团队，让团队给社工提供能量。同时我们这个团队取得什么样的成绩，要及时向上级报告，让上级来肯定团队的贡献，这也是维护团队凝聚力、提升团队战斗力的一个重要方面。

第三个方面是帮助社工进行情绪的疏导。社工在工作中肯定会遇到各种各样的问题，当他们处理不了的时候会觉得更加难受，那么这时候书记要及时观察他们的情绪变化，给予他们及时的支持和鼓励。比如有一个社区，有四个老人在院子里打麻将，然后有一个社工去告诫他们，在这疫情期间，你们抓紧时间回家去，不要在院子里打麻将了。然后几个老人就说，我们的命是我们自己的，我们不要命了，关你什么事儿？结果社工的心里特别不舒服，回去后基本上快要哭出来了。那么这时候社区书记要及时地认识到这件事给社工带来了挫折，要对他的情绪进行关怀和抚慰。要告诉社工做的对，他说的没有错，错的是不听劝告的人。然后支持和肯定他的工作，再跟他说，要接纳有一些人不讲理的这种现象，要让他们认识到很多人可能认识不到疫情的危险性，社工的责任是要慢慢教育他们，劝说他们遵守防疫工作的有关法律和法规以及政府的规定，这个时候让社工的心情保持不再那么痛苦，或者悲伤低落，让他能够以很好的精神状态去工作。

居民不服从社区管理时如何说服？

大家好，我是北京市社会心理工作联合会会长张青之。我给大家解答的问题是，居民不服从社区管理时社工如何做说服工作？当前出现了一种很多居民不在乎、轻视、忽视疫情风险的问题。为什么会出现这种现象？是因为随着原来的恐惧感、濒死感、紧迫感等问题的消失，人的耐受性越来越差，原来紧绷的神经放松了。

有些人可能会说，你看吧，我们这样严防死守，整个社区也没出现一例新冠肺炎病例，所以他们觉得危险离自己很远了。这个时候，有的人不戴口罩出来活动，有的人开始聚餐，还有的人出来搞文艺活动等。而这些现象很容易发生传染，因为目前看，随着返程高峰的到来，我们不知道谁是潜在的传染源，因此危险依然存在。说服居民继续保持防疫的高度警惕性是非常重要的。那么社工应该怎么做呢？有四点需要注意。

第一是要告诉居民我们当前的形势，把形势跟大家讲清楚，尤其是把每天发生的案例跟大家讲清楚。比如，有的区这十几天里已经发现 50 多个疑似的病例，这个形势是非常严峻的。把实情告诉居民，是让他们继续绷紧弦的第一个方法。

第二是要告诉他们自身不注意所带来的后果。我们有些时候不注意，觉得自己的生死无所谓，危险离我很远，但是如果你自己不注意，在外边不防护，把病毒带回到家里，你可能就会危害到家人。我们每一个人都有自己所关心的人，所重视的人，告诉他们，我们自己不防护会害了别人。这也是一种有力的说服。

第三是要给他们讲法律。有的居民既不重视别人，也不重视自己，这个时候就要给他讲清楚法律。讲清楚国家在防疫过程中出台的各项防控政策，以及不遵守政策的后果。例如，不服从管理会怎么样？如果一个人不戴口罩，到处乱窜，那么他将会受到一定处罚。有的人不戴口罩进地铁，这是对他人生命的不负责任，也是会受到一些处罚的。当然，前提是他不听劝。把这种案例和这种事情告诉居民，让他们知道行为的后果。

第四就是让大家说服大家，有的时候一个人可以带动一大片。一个居民的行为很有可能会引起一大片居民的仿效。引导一大片居民对一个冒头的、不听取意见的居民进行集体监督，比社工一个人的说服和教育还要管用。因此，我们可以动员社区的党员、积极分子，在社区微信群里对某种问题进行讨论，然后让大家一起来说服教育，这也是比较有效的措施。

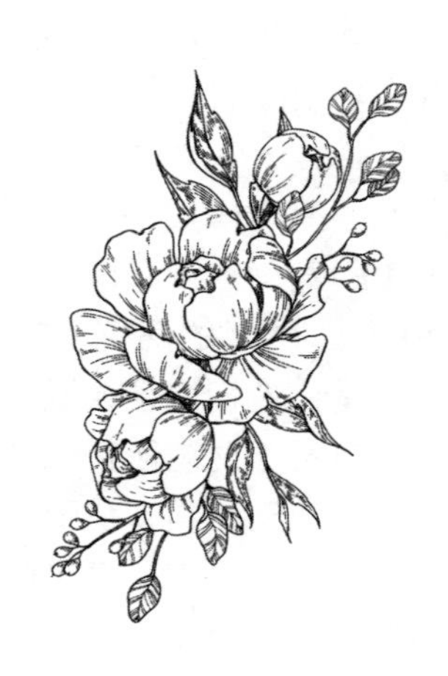

如何帮助受到委屈的社工振作精神？

大家好，我是北京市社会心理工作联合会会长张青之，我给大家回答一下，如何帮助受到委屈的社工振作精神。

最近北京各个社区严防死守，很多社工已经连续值班22天了，整个春节期间都没有休息，大家都很疲劳，有的时候情绪比较暴躁，与居民在管理沟通上也会出现一些小的语言冲突、摩擦等。

这个时期，很多社工在正常工作中可能会受到一些委屈，这是不可避免的。当社工遇到这类情况的时候，领导或者同事应该怎么办？应该做以下几项工作：第一，任何的委屈都是一种心理上的能量消耗，必须及时看到谁受了委屈，因为什么，委屈到什么程度。你当书记也好，当领导也好，你都要问清楚，要当面跟他聊一聊是怎么回事，发生了什么，然后告诉对方，我知道你受了委屈。实际上有一些委屈，只要别人知道了，他的委屈也就消失了。社工受了委屈，领导要看得见，要知道。

第二，我们要对受委屈的社工进行一些补偿性的奖励，这种补偿性的奖励可以是几句暖心的话，可以是几句表扬，也可以是大家对他赞许的目光，甚至是大家对他的问候。这种补偿性的心理是填满委屈不平的一种方式和方法。一个人受了委屈，我们可以给予他一些另外的奖赏，比如在一天工作结束的时候，社区书记或者主任对他进行表扬，说他受了委屈能够不计较，不与居民当面顶撞，当面摩擦，对他这种行为进行肯定，进行表扬，这种委屈就能够变成他的正能量，而不是负能量。

第三，这个问题是比较重要的，有的人受了委屈会产生一种报复性行为，这一点是我们必须要注意的。对于这种在委屈之后出现的极端反应，必须预防和及时制止。比如，一个社工在社区里做家庭登记的时候，有的人家里有疑似患者，然而家属不配合，对社工采取语言上的攻击，甚至有的人把社工的防护服都拉开了，社工此时受到的委屈是剧烈的，是巨大的，很有可能会使我们社工失去信念，失去信心，这种时候怎么办?

我们要对社工进行及时的职业信念的鼓励，不仅要在语言和行为上进行肯定，还要有一些具体的措施。如果他受的委屈很大，我们就要寻求一些法律上的援助。有的是行政上的援助，比如前几天看到网上的画面，有一个人不满，社工劝说其戴口罩，结果他踢了社工一脚。这时候旁边的那些警察就要对其采取行政拘留的措施了。这种行为就让社工觉得他不是任人欺负的一个人。形成一种支持和支援，能够让社工坚定自己的职业自信，坚定履行自己职责的信念。

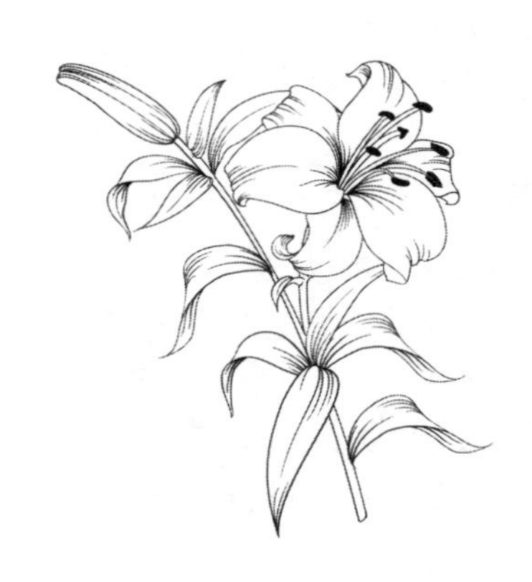

当社工与居民发生矛盾的时候，如何化解？

大家好，我是北京市社会心理工作联合会会长张青之，我给大家解答的问题是，当社工与居民发生矛盾的时候，如何化解？我们都知道，社工是为居民服务的，居民是社工服务的对象，服务方和被服务方出现问题和矛盾，是一件非常正常的事情，如果出现了矛盾和问题，我们要怎么做？

首先我们要搞清楚是什么样的问题。第一种是小摩擦、小问题，我们要及时去处理。如果是简单的语言沟通上的不理解，或者是语言表达不合适，我觉得这很正常。我们要注意及时调解和疏导这些问题，矛盾越小越要当场解决，立即解决。弄清楚双方是理解上的问题，还是沟通上的问题，只要我们把问题掰开，说清楚，基本上矛盾就会化解。哪怕检讨一句或者点个头、笑一笑，基本上这件事就过去了。

第二种是一般性的问题，一般的冲突，顶多属于中等量级的冲突。比如居民要进门，结果社工说你必须先量个体温，然后居民坚决不干，双方就吵起来了。一般的语言和行为上出现了冲突和矛盾，这种时候需要用几个步骤来处理。第一步先分离开，让双方冷静一下，脱离接触。第二步问清楚到底是什么事，分清是非，这时候要把事实讲清楚，你为什么这么做？他为什么这么做？有没有沟通的可能性？有没有必须解决的问题？比如，如果居民进门的时候就是不量体温，社工因此不让进。这时候只需要跟居民解释清楚这是上级规定，为了维护整个社区的安全必须配合量体温。给居民说清楚，让居民接受安全检查，这就可以了。换一个社工给他量体温，就把矛盾解决了。

然而这件事到这一步还会留下隐患——双方气还没顺怎么办？这时候双方要各退一步，做一下理解和接纳的关系沟通。社工可以先给居民道歉，说清楚不让居民进是因为基层制度，且没有问清楚不量体温的原因。居民也要向社工道歉。这种解决方法直面矛盾，双方就不会留下矛盾，事情也不会留下隐患。

第三种是重大的、复杂的矛盾。比如，前段时间有一个社区的社工到一户居民家里去量体温，结果居民特别不讲理，把社工的口罩掀开了，这侵犯了社工的权利，这就属于重大的问题。这个社工回去以后，感到自己受了委屈，哭了三天，在社区工作站也不回家了，她说自己万一被传染，回家会传染给家人，于是她先自己给隔离。这件事比较严重，对于这种重大问题，一定要高度重视。我们解决矛盾之前要认清楚性质，这种行为违反了管理规定，应该受到处罚。这时候要请民警介入，请街道人员介入，对这件事进行定性的处理，绝不能够助长这种破坏社区安全稳定的行为。

我们虽然害怕社工与居民出现矛盾，但是如果真出现了问题，出现了这种冲突，我们一定不要怕。要正视问题，解决问题，该处罚的时候处罚，只有打击邪气才能树立正气。这个时候就要严格按照法律、政策、规章制度来处理问题，保护正义的一方。总而言之，社工与居民之间发生矛盾，应针对轻、中、重不同的矛盾，分别予以对待，这个时候社区书记要讲究工作技巧，要了解清楚情况，尽量不要使居民和社工之间的矛盾极端化、复杂化。在能解决的时候尽快解决，不能解决的时候要求助上级，尤其是发生一些重大问题的时候，要及时向上级报告。

小区里发现了感染者，怎么稳定自己的情绪？

大家好，我是中国康复研究中心心理科主任刘松怀，这个问题由我来给大家进行解答。

实事求是地讲，小区里如果发现了感染的患者，听起来确实是让人非常害怕的事情。为什么每个人都人心惶惶，因为你不知道这个人去了什么地方，有没有经过我们的电梯。所以说，每个人都可能会担心，担心会不会被感染这样一个风险。所以，在那个时候人心惶惶也是一个正常的反应。在这种情况下，怎么稳定自己的情绪呢？

首先，我们应安抚自己的内心，很多人都会担心自己被感染，尤其一些老年人可能更加担心，因为有人说，本身老年人就容易有一些身体上的疾病，被感染的风险比较大。在这个时候，目前在这样的一个紧要时刻，党和政府把所有的社区都已经动员起来了，都用起来了，当我们的社区出现这样一个情况的时候，一定会对社区做一个小小的封闭和隔离，一定会对小区的一些重要部位进行保护和消毒，所以居民在搞清楚以后，消毒完了以后，可能会感到相对比较安全。

其次，我们这一段时间最好在家居家观察，因为我们也不知道自己有没有被感染上，况且外界或多或少会存在一些风险，所以我们只能居家观察，要每天量体温，如果确实出现了不适，一定要及时地去寻求帮助。向我们的社区资源工作者，向我们的医务人员去求助。如果你没有被感染，你这个时候反应过度，去医院其实反而不好。我们只能先在家里，一方面要测量好自己的体温，注意监测自己的身体状况，另一方面要及时向小区汇报自己的身体情况。

最后，在家庭隔离观察的这段时间，也是比较难熬的一段时间。我们一定要处理好自己的情绪，要合理地去安排自己的生活，比如看看电视，听听音乐，跟家里人聊聊天，这一点是非常重要的。如果我们觉得我们确实无法控制自己的情绪，这个时候建议大家可以去拨打一些咨询电话，把自己的想法和自己的担心跟咨询师说一说，这也会起到一个缓解情绪的作用。当然，在这个时候你的生活可能会发生一些改变，社区一定也会组织人员去帮你解决生活中的困难。

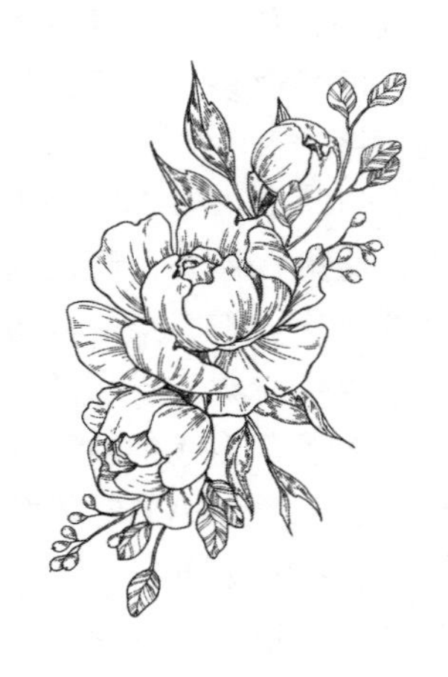

志愿者如何疏导自己的情绪？

大家好，我是中国康复研究中心心理科主任刘松怀，这个问题由我来跟大家进行解答。当前的疫情需要我们每个人尽一份责任，志愿者在控制疫情中起到了非常重要的作用。首先我要向战斗在疫情一线的志愿者表示崇高的敬意。

志愿者在当前这个情况下压力确实很大。他们冒着自己被感染的风险，抛开自己的家人去工作，家人也得不到照顾。同时，志愿者在工作的过程中可能还得不到一些居民的理解。有的居民不听从志愿者的管理，时常与志愿者发生冲突。在这样的情况下，很容易引起志愿者的情绪反应，他们有些人感到非常委屈也是很正常的。他们也特别想离开这个工作，可是当前这个情况又需要他们。那么志愿者如何疏导自己的情绪呢？

第一是一定要注意休息，因为在当前的情况下，我们每个人心里都比较紧张，尤其是志愿者，在紧张的情况下去工作，如果再得不到充分的休息，尤其是睡眠不能得到保障的话，也很容易引起情绪方面的焦虑和紧张。在这种焦虑紧张的情绪下，很容易在工作中与他人发生一些冲突。

第二是要有积极的心态，认识到自己工作的价值，轻松地去工作。我们要知道我们当前在做什么，在响应号召方面，我们志愿工作者义不容辞，我们在为抗击疫情贡献我们的力量。所以我们这个使命和这个工作是非常光荣的，我们自己要认识到这一点。在这样的工作情况下我们虽然很紧张，但是想到战斗在一线的一些医务人员，我们的危险程度比他们要低一点。我们的工作，是在保卫我们的小区不受疫情的传染。我们这个力量是很重要的，我们这个工作是很有意义的，我们是很荣幸的，我们一定要认识到这一点。

第三是要规范地去工作，避免冲突。我们要遵守登记规则、防疫规则、检测规则，按照我们的程序和规范去操作，有可能会有一些人不理解我们的工作，在这种情况下，我们也不要正面与他们发生冲突。每个人都有自己的想法，有些人可能心理方面本来就有一些问题，或者有其他方面的问题。也许他会借这个机会和志愿者发生冲突，但是工作是工作，我们没有必要去和他们发生冲突。有冲突的时候，我们一定要寻求社区其他人的帮助，如果发生特殊情况，我们还可以报警，不要因为工作给自己带来伤害。

第四是要及时地调整自己的情绪，我们要找人去倾诉，要向我们的上级单位去汇报。也就是说，当情绪问题持续存在且影响到我们生活的时候，我们的志愿者也应该去寻求专业的帮助。比如，我们目前有一些心理援助的热线，可以寻求他们的帮助，跟他们说一说自己心理方面的困扰。同时，我们也可以去寻求线下的专业方面的咨询。

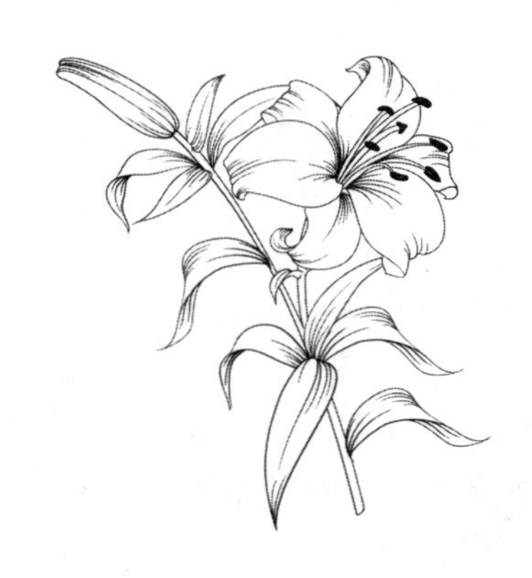

业主在电梯里乱扔纸巾，如何纠正他们的行为?

大家好，我是中国康复研究中心心理科主任刘松怀，这个问题由我来给大家进行解答。疫情期间，我们要戴口罩，要勤洗手，同时我们还必须注意公共场合的一些防护问题。比如电梯间，我们怎么保证不在电梯间发生交叉感染? 许多社区在电梯间放了一些餐巾纸，这样的话，每个人进电梯以后就可以用餐巾纸去按一下电梯楼层按钮，就有可能防止交叉感染，但新的问题来了，有一些人按完电梯按钮后就把纸乱扔了，这样一个乱扔的行为，可能就让我们有些人感觉很不舒服。

首先我们不能轻视这样一个情况，我们要知道，这样的一个情况肯定跟我们的防疫是背道而驰的。你想一想，每个人是不是要经过电梯，如果有人把纸片，有污染的，放到电梯里边。如果别人经过的话，是不是还会给他还有他所在的小区带来影响? 不要忘了我们所有人住在一个小区，我们是一家人，如果有感染者出了问题，我们每个人都可能会有这样一个被感染的风险，所以说我们一定要注意，我们不能把用过的餐巾纸乱扔到电梯里边，也不能扔到楼道里。一定要引起大家重视。大家知道这一次疫情我们每个人都应该有责任，不要小看你个人的位置，如果这个废纸真的被污染了，被感染了，那问题是非常大的。你不要想到好像这个废纸不带到我家里边好像就没问题。

只要在你这个小区，可能都会出现问题。所以说我在这里也再提醒一下，具体说，这些人是什么样的心态，我想可能也是逼的，也是为了保护自己。但是他可能想得太简单了。你要保护自己，把纸在电梯乱扔的话，那显然你还是没有保护了自己的。我能理解，但是这个行为和做法，显然是不对的。这个行为也不符合我们居民的一些服务规范。同时，我在这里也是要说一下，确实有这样的问题，包括我们的小区也有这样的问题。

我想说的是，如果我们的社区在电梯里边放一个纸篓，如果我们能按完电梯以后把废纸扔进去，可能会更好。这也是提醒我们的物业管理同志做好工作，在提供一次性用纸的同时，给我们提供一个能扔废纸的地方。这样的话就可以避免上面所说的问题。

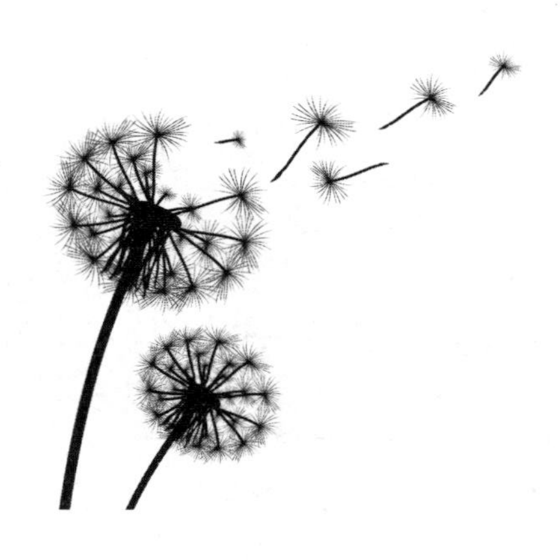

如何与其他志愿服务力量、医护人员协作，解决社区中隔离人的一些问题？

大家好，我是肖存利，精神科主任医师，来自北京市西城区平安医院。今天我和大家解读这个题目，如何与其他志愿服务力量、医护人员协作，解决社区中隔离人的一些问题。

我们现在都知道，政府大的政策是联防联控。因为传染病作为一个公共卫生事件，具有医学上的专业性，也有它的社会性。那么在社会性这一方面就需要我们联防联控。目前政府实际上启动了中国疾病预防控制中心、医疗机构、社区中心，还有社区卫生工作者等这样一个链条来达到联防联控的目的。通过这些做法，在社区层面启动联防联控工作。在社区启动联防联控的时候，社区工作者的重点是管理工作，医护人员的重点是诊疗工作。

作为心理工作者，在这个点上，我们需要做好评估工作。

第一个是个人在这个环境中的评估。环境基本上是熟悉的，需要面对的是内心对于疾病这样一个状态的评估和情绪上的安抚。

第二个是支持我们的社区工作者，还有医护人员。在从事这种工作的时候，他们需要一些沟通技术，还有怎么样去看懂对方是怎么想的。我们可以从这个点去帮助他们。

第三个是可以帮助隔离者平复情绪，这个过程也有评估，有些人隔离很稳定、很踏实，因为他就在家里，不像在集中点或者在其他的一些地点。这样他有一个很大的掌控性，可以自己在家里做些其他的事情，这是我们可以做到的。

第四个是要对周边群众进行评估。我们看到，政府每天都会发布准确的信息，在这种信息交流的过程中，安抚周边人的情绪就显得非常重要。也许周边的群众会突然发现，她的身边原本很安全，怎么突然多了一个疑似患者，或者是多了一个密切接触者等，因而产生一些紧张焦虑的情绪。这时就需要我们去做一些工作，去安抚周边类似群众的情绪。

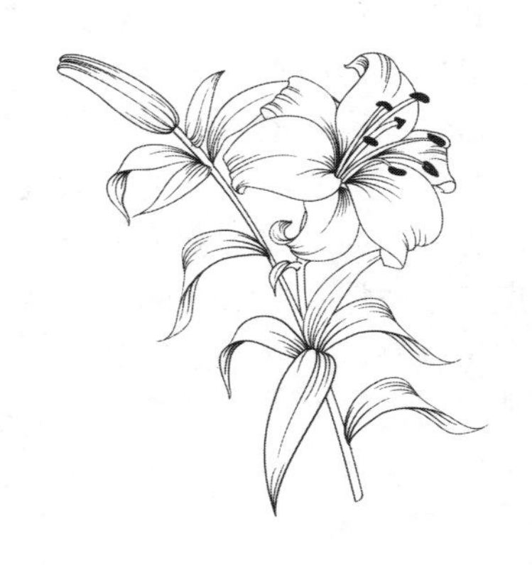

如何正确对待来自疫区的人？

大家好，我是北京市房山区春燕社会工作事务所的负责人，我叫班春燕，我来为大家解答这个问题。近段时间我在网上看到了很多来自疫区的小伙伴发声，说感觉自己被歧视了，被排挤了，觉得很委屈。看到这样的文章我也很心酸。因为在这场残酷的“战役”面前，疫区人民是非常不容易的。的确，大难当前，人们的心情难免紧张，采取防御措施其实也无可厚非。

因为新冠肺炎存在一定的潜伏期，控制传染源是十分必要的。通过隔离的措施来达到防控疫情的作用，这只是特殊时期的一种特殊的处理方法。这些行为和措施背后，隔离的并不是来自疫区的人，而是病毒。我们要将人和病毒做好区分。疫区人民要理解这种举措，但同时，我们其他地方的工作人员在具体举措的实施上，一定要充分考虑到疫区人民的感受。因为全国人民与疫区人民是一体的，全中国人民其实都在用自己的方式去打这场抗疫之战。

疫区人民在这场战役中起到了举足轻重的作用。因为他们确实比其他省份的兄弟姐妹承受了更多的压力，也包括被歧视这种压力，我们要对他们表示理解和敬重。但是在这个过程当中，也确实存在着部分人员在处理事件方式上欠妥的情况，甚至有些人采取了比较极端的攻击行为，我觉得这是非常不理智的。但是，我们同时也要看到，这种行为背后反映出的是人们对病毒的恐惧。疫情面前，每一个人都是受害者，疫区人民不仅是我们的同胞，更是我们防疫攻坚战中的中坚力量。在此我也呼吁大家，我们要善待、关爱疫区同胞以及外地返乡者。

疫情是对我们全人类的共同考验，没有谁能够置身事外。所以只有我们大家同舟共济、患难与共、以身作则，才能胜利打赢这场战役。

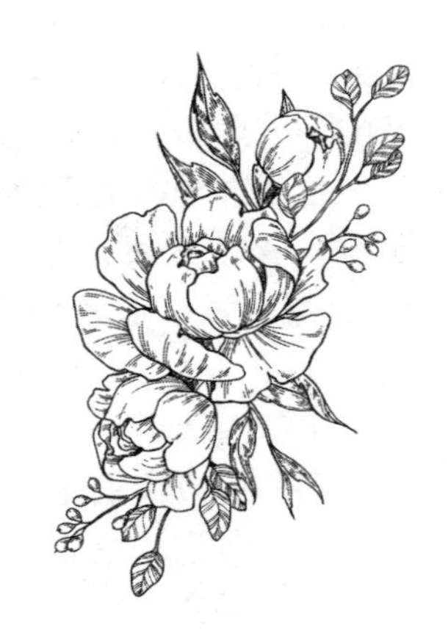

怎样引导社区群内居民不转发真假难辨的信息？

大家好，我是北京市通州区明心社会工作事务所的何秀琴，国家二级心理咨询师，我来为大家解答，怎样引导社区群内居民不转发真假难辨的信息。

最近我接待了几例求助电话，来电者谈道因大量收看群内转发的疫情信息，内心恐惧、焦虑、无助、害怕。曾有一位来电者说道，因为收看群信息，把自己吓得三天没下床，蜷缩在被子里，不敢出卧室门。

众所周知，每个人都是独一无二的，也就是说，每个人的抗压能力也都不一样。发在群里的信息，首先真假难辨，容易引发群成员的好奇心。收看信息的人因抗压能力不同，会有不同的反应，有的人会恐慌和紧张，有的人甚至出现躯体反应，如肠胃功能失调、神经性头痛等，这不利于身心健康，且会降低身体免疫力。

建议大家通过官方渠道了解疫情变化。我们不需要做惊天动地的大事，但我们可以从自身做起，从小的行为开始，支持抗疫战争，从不转发真假难辨的信息开始。

疫情期间如何劝说身边防疫观念淡薄的人轻易不要外出？

大家好，我是北京市通州区明心社会工作事务所的何秀琴，国家二级心理咨询师，我来为大家解答疫情期间如何劝说身边防疫观念淡薄的人不要外出。

新冠病毒传染风险非常高，不仅会通过咳嗽或打喷嚏的飞沫，在空气中传播，而且还可以通过触摸被污染的物体表面而传播，这也是一个非常容易忽视的传播渠道。另外，新冠病毒中的气溶胶会在空气中飘浮，超长时空传播。

什么是潜在的被传染者？如果我们把人群按照是否明确知道其接触史来分为 A、B 两类。A 是有接触史的人，目前分布在全国各地，基本都找出来了。然而 A 在公共场所遇到过不认识的 B，比如在机场、火车站、超市、电梯间等公共场所，A 不知道 B 存在，B 也不知道 A 存在，因此，B 这类人目前隐患最大。也就是说，你不知道他携带病毒，他自己也不知道。所以目前来说，最安全的是待在家中不要外出，如果自己被传染，在不知情的情况下，有可能把病毒带回家传染给家里人。所以，为了自己，也为了家人，请大家千万不要外出。

周边出现盲目自信的居民怎么办？

大家好，我是北京市房山区暖阳社会工作事务所的国家二级心理咨询师鲁士杰，今天我来为大家解答这个问题。

这种盲目乐观的心态在某些事情上确实能降低焦虑。但在严肃的疫情问题上，确实隐含着太大的风险。如果这种盲目乐观现象普遍存在于每一个人身上，我们称之为乐观偏差，乐观偏差是一种认为好事情总是垂青自己，而坏事情更“眷顾”他人的错误信念。

在心理学的研究中，很早就有研究者发现了乐观偏差，这种思维使得人们倾向于认为自己不会受到伤害，或者认为不幸只会降临到他人身上，因此不会为了避免危险采取预防措施。如果有些人对于这次新型冠状病毒的具体情况和危害性并不了解，则会加剧这种盲目乐观的心态，认为自己身体强壮，或认为那些患病的或死亡的人离自己很远，和自己有着很大的差别，因此才疏于防范。这时候，如果你只和他们摆事实、讲道理、立论据，用客观理性的态度强调真相，他们是听不进去的。

这时候我们可以尝试着改变一下沟通的技巧，寻找共同点。在与父母、长辈和朋友沟通时，选择和他们有极高相似性的案例说服他们。例如，可以说患病死亡的人中中老年人居多，有个同事的姑妈就是因为家庭聚会传染被隔离了，昨天还在新闻上看到年轻人和儿童也会被感染等。但有一点必须注意，不要传谣，要强调案例中的人和被劝说者之间的相似性。这种相似性包括年龄、身体状态、物理距离等，增加他们对你所表达信息的认同感，利用这种边缘路径说服他们。在他们认同的基础上再告诉他们，尽管身体强壮，也要尽量避免聚餐，要做好戴口罩、勤洗手、消毒等自我防护。

面对那些身体强壮，自认为不会被传染、盲目自信的居民该怎么办？

大家好，我是北京林业大学心理学系教师杨智辉，我来为大家解答这个问题，面对那些身体强壮，认为自己不会被传染、盲目自信的居民该怎么办？

在这方面，首先需要减少他们的乐观偏差，不能让他们不以为然，疏忽大意。我们有时可能会对自己的健康和抵抗力有着谜一般的自信，觉得自己很少生病，这次不会那么倒霉，因此便放松了警惕。这种盲目乐观的心态在某些事情上确实能降低焦虑，但在疫情这个严肃的问题上确实隐含着太大的风险。

乐观偏差是一种认为好事情总是会垂青自己，而坏事情更加“眷顾”他人的错误信念。有人认为不幸只会降临到他人身上，因此不会采取措施避免危险。有些人对于这次新型冠状病毒的具体情况和危害性并不了解，则会加剧这种盲目乐观的心态，认为自己身体强壮就无所谓了。然而，我们不能太乐观。尽管身体强壮，也要尽量避免聚会，戴口罩、勤洗手、勤消毒等。

针对这样的人，首先就要消除他们的乐观偏差。用客观理性的态度给他们讲道理，强调真相，讲解防疫的知识，讲解疫情传播的规律。如果他们对疫情更了解，对新型冠状病毒的认识更清楚，他们就不会盲目自信，就会像专家讲述的那样，加强防范，更加注意卫生和生活作息。

总之，对这些人来说，摆事实、讲道理，打消其盲目的错误观念，帮助他们树立起正确的观念是最重要的。

如何疏解一线人员的心理压力？

大家好，我是北京回龙观医院党委书记、北京心理危机研究与干预中心主任杨甫德。

今天我给大家介绍的内容是，一线防疫人员的心理调适对策。我主要给大家介绍 10 个方面的内容。

一是避免长时间工作，适当安排换班，脱离病房环境。

二是饮食清淡丰富，补充维生素，尤其是维生素 C，以提高自身的免疫力。

三是在休息的时候可以听一些轻音乐，适当从事一些娱乐活动。

四是每天练习深呼吸，主要是深吸气、深呼气，呼气要缓而慢，因地制宜地做一些体育活动，比如伸展肢体、八段锦、太极拳、仰卧起坐、拳击等。

五是尽量保证有效的睡眠时间。一般来说，每天能够保持 6 到 9 个小时的睡眠最好。

六是接受焦虑情绪，适度焦虑可以帮助应对并发挥潜能，允许自己的负面情绪适度宣泄。比如找个没人的地方哭一场。

七是与自己信任的朋友或者同事倾诉分享，或是保持与家人的联系，获得情感上的支持，关心家人，感受和谐的家庭氛围。

八是加强学习防护等相关知识，适度关注主流媒体对疫情的相关报道。

九是接受自身和医学技术的限制，尊重客观现实。

十是与同事相互鼓励，实施积极的自我对话，肯定自己的付出，肯定自己的专业能力和价值，提高自我效能，提高自我价值感。

一线医护人员的家人如何做好心理调适？

大家好，我是北京回龙观医院北京心理危机研究与干预中心的副主任梁红。今天跟大家分享的是一线医护人员的家人如何做好心理调适。面对如此凶险的疫情，一线医务人员义无反顾地放弃自己和家人团聚的机会，放弃自己的假日休息时间，投入最危险的一线防控现场。他们的家人肯定都会出现很多的担心、焦虑、不安，甚至失眠等情况，也可能出现情绪不容易控制，波动大，甚至会更容易出现人际冲突。要到最危险的一线去工作的时候，自己的亲人肯定会有这些面对非正常事件的正常反应。

我们要去了解，觉察自己有怎样的情绪。我们有这样的情绪，其实也表现出我们对家人的关心和担忧。我们都希望他们在一线的抗击新型冠状病毒肺炎的战役中能够保持健康，平平安安地回到家里。这样的一种担心、一种期盼，其实有可能化为一个焦虑的状态。随着时间的推移，可能有一些家人慢慢会平复。作为一线战士的家人，可能就要更多地给他们理解和支持。

我们要接受自己有这样的焦虑，有这样的担心。同时我们更要把这样的焦虑和担心化作一种积极的应对方式。我们要想办法保持沟通，沟通其实可以让我们了解到医护人员在一线的身体状况是个什么样子的。还有，我们的沟通实际上也可以表达我们的关心，他们可能没有更多的时间接听电话，我们可以用其他的方式，比如短信、微信等与他们保持沟通的畅通。这也是我们给予他们的一种支持。

我们还要做好自身的防护。我们的身心健康其实也是一线医护人员最大的安慰，所以我们要做好自身的防护，生活规律，保持乐观的信心。要相信我们在这场疫情反击战中是可以取得胜利的。我们这样的信心其实也可以给一线医护人员更多的心理支持。

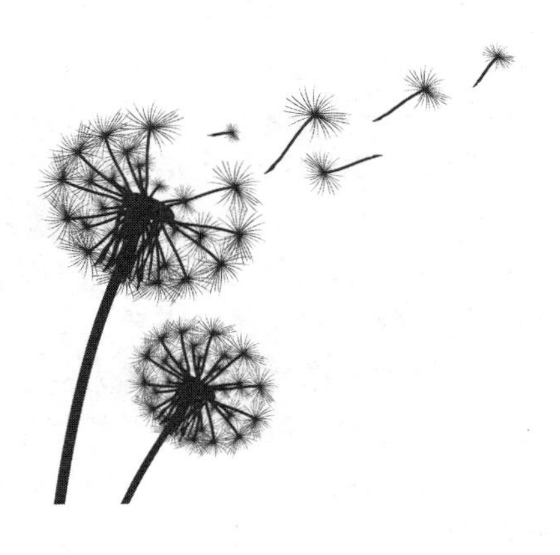

物流人员担心感染怎么办?

大家好，我是中国康复研究中心心理科主任刘松怀。大家都知道抗击疫情的战斗需要大家的共同努力，我们更需要一些从事物流行业的人员，因为我们需要物资，我们的生活离不开物流人员，但是这也意味着，我们的物流人员可能会面临更多的被感染的风险。因此，有些物流人员会担心：万一被感染怎么办?

有的人可能就不想干了，我们尊重每个人的决定。但是我想国家目前需要你们，我们的人民也需要你们。在当前这样的一个形势下，物流人员的工作也是非常伟大的。你们用你们自己的工作，为我们的抗疫战斗做出了很大的贡献。当然在这个过程中我们都会有一些担心，其实家里人也很担心。面对疫情，第一，我们要相信科学，新型冠状病毒的传播是有一些规律的。那么，只要我们做好防护，我们就一定不会被传染上。我们要知道，只要做好防护，我们是能很好地去保护自己的，相信科学。

第二，在这个过程中，我们一定要按照科学的方法去防护自己，比如一定要戴好口罩，一定要勤洗手，多消毒，避免与人直接接触，采用无接触配送等。

有人还提到，会不会把病毒带给家人。我们要认识到，由于我们接触的人员相对多一些，确实会有一定的风险，因此在回到家后应做好消毒工作，同时避免与家人有过多的密切接触。在非常时期，我们每个人都面临着被感染的风险，每个人都应该做好防护。

地铁工作人员如何安抚家属？

大家好，我是中国康复研究中心心理科主任刘松怀，这个问题由我来给大家进行解答。有人提到他自己的家人在地铁工作，会接触很多人员，所以他很担心。

面对这样的一个疫情，人多的地方可能风险是比较大的。

这位同志担心家人在地铁里工作，也是很正常的。实事求是地讲，我们在哪个地方都不是很安全，只有待在家里不接触人才是最安全的。但是事实上，我们的社会需要一些人去奉献，需要一些人去工作，假使我们所有人都待在家里，都不出去，那我们的生活怎么办？总之总是需要一些人在外奔波和奉献，那么这些人员的亲人也会很担心，我们医院的医生有的在发热门诊，他们在一线，他们家里人也是很担心的。我觉得，在这种情况下担心也是很正常的，但是过分的担心就需要调整。

为什么这么说呢？因为就算你担心，你的家人也必须要工作。而且你的担心和你的情绪很可能会影响到你的家人，很可能会造成一些冲突。同时你会发现，你生活在这样一个恐慌的过程中，你自己的生活也会发生一些改变，你可能没有心思去干别的事了，所以过分的担心对你的生活也会造成一些影响。

那么我们这个时候应该怎么办？我们要科学地防护，戴好口罩、勤洗手、勤消毒。

我们可能比较恐慌，怎么会有那么多人被感染？因为早期人们可能对冠状病毒不是很了解，所以也不太注意防护，所以你会发现有一些被感染的人是没有很好地去防护的。其实有时候一个简单的防护，一个好的习惯，就完全可以把自己保护好。所以，一定要相信防护可以隔绝病毒。那么同时，我们可以跟自己的亲人说，让他们做好防护，戴好口罩，勤洗手，养成一个好的习惯。我们大可不必那么担心。

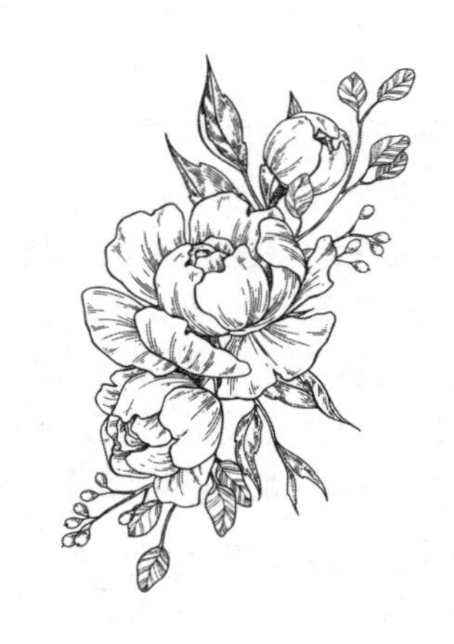

一线人员出现睡眠问题如何处理？

大家好，我是肖存利，是精神科主任医师，来自北京市西城区平安医院。今天由我和大家分享，在抗疫一线的人员没有时间休息，精力消耗过大，出现睡眠问题应该怎么解决。

面对这样大的一个疫情，所有人员处于应激状态，尤其是对于政府的指挥一线的人员，还有在末端的各行各业里的一线服务人员来说，他们都面临着体力透支这样的一个状态。可能对我们大多数老百姓来说，我们感受到的只是我们的生活还一如既往地继续，只是生活的环境改变，没有办法出去随意走动了。

但是对于大量的一线工作者来说，他们夜以继日地在统计各种数据，调整着各种报表，组织着各种程序，开各种会，与既往那样秩序性的工作相比已经发生了太大的应激性的变化。人在这样的应激状态下，大脑会高度地兴奋，也就是我们医学上所说的交感神经的兴奋。碰见大的威胁来了，它必须要把血液供给大脑，识别这样的威胁，来做出最快速度的反应，这时的反应是最灵敏的。

睡眠可以起到什么作用呢？我们大家都知道，睡眠是我们恢复体力和精力的很重要的一个手段，一天没睡好可能没有什么，两天没睡好也还行，当三四天甚至更长时间睡眠不足的时候，人就会出现一系列的像多米诺骨牌一样的反应。躯体会强制性让你暂停，或者是按下这样的停止键，大脑也会反应变慢，等等，你也不能去干很多的事情。在抗击疫情中，我们会发现两类情况。

第一类就是没有时间去睡觉。对于没有时间去睡觉的人，我们应该提醒他们，如果长时间不睡可能会出问题，给自己一个时间休整，可能有一个会很重要，那么我们可以轮着去处理，轮着去调整，保证一个充足的睡眠。因为我们睡眠好的时候，精力也会恢复，思路也会清楚，所有的东西都变得灵敏起来了，也不容易犯错误，这是对所有的一线的，尤其是指挥官们的一个提醒。

该睡的时候一定要睡，可能往常的时候我们睡八九个小时，现在我们可以适当把睡眠时间减短，但是要保证是有质量的睡眠。

第二类就是发现好不容易有时间了，结果却睡不着，躺在那里好像与睡觉无缘。对于这种情况，我们可以运用一些方法。现在网上还有朋友圈里我们会看到各种解压的音频，其实人的睡觉的过程就是从那样的一个大脑的兴奋状态进入抑制状态。我们兴奋的时候会发现思路特别快，脑子特别活跃，甚至有些会焦虑，有些会惊恐，这些都是过度兴奋之后，我们会出现的一种正常的情绪上的反应。在身体上也会出现这种反应，甚至我们会看见有些人躺在那里的时候，眼皮都会打架。睡眠的过程其实是一个人的大脑的一个抑制过程，他只保证基本的这样一个生理节律，就是我们的大脑里的机体活动在工作，其他的中心都在修整的一个状态。

那么在进入不了休整状态的时候，我们可以深呼吸，因为呼吸的频率和我们的脉搏是 1∶4 的关系，我们没有办法直接调整脉搏，但是我们可以调整呼吸，通过缓慢减速，让心跳慢下来，心率减下来，血压也降下来，从而慢慢进入修整的状态，人就可以睡着了。

我们可以在睡前放半个小时的瑜伽音乐，或者是现在很多医学或心理学的专家录的一些音频，跟随引导，一般 20 分钟到半个小时就可以进入睡眠状态。如果有一些人怎么引导也进入不了，我们就可以寻找专业的帮助，用一些药物来进行干预。

一线医护人员的家属应该如何应对内心的不安？

大家好，我是北京安定医院国家精神心理疾病临床医学研究中心的周晶晶医生，我来为大家解答这个问题。

疫情期间，作为一线医护人员的家属，该如何应对内心的不安？处于现在这样一个非常的时期，特别是当自己身边有至亲战斗在我们防疫一线的时候，身为家属很自然地会产生这种紧张担心的情绪。我们产生的这些紧张焦虑的情绪，其实也是对这种外部环境的一个很正常的情绪反应。但当我们的这种情绪反应明显加重，或者影响到我们正常生活的时候，就该引起我们的警惕。

我们应该接纳自己这种焦虑的情绪，在接纳的同时，我们也需要为这种情绪做出一些科学的调整，使得它虽然存在，但不至于对我们的生活产生太大的影响。

第一，我们作为家属，因为担心自己的至亲在一线的情况，会非常关注有关疫情的所有信息，但是在这样一个信息爆炸的时代，信息获取的途径非常多，很多信息不管是好的、坏的，正确的还是错误的，如果我们统统都接收的话，会使得我们时刻处于一个焦虑的情况下，也使得我们没有办法正常生活。这种情况下，我们就需要筛选信息的来源渠道，我们应该只关注一些官方的、可信的渠道，来了解疫情的进展。另外，不要把生活全部都放在疫情的信息关注上，我们还要把注意力放在更多其他的方面，也就是转移我们的注意力，不要让它占据我们所有的生活。看到一些小道消息或者谣言，可能会使我们的情绪变得非常紧张，甚至加重我们的焦虑情绪，这是不利于我们保持一个正常的心态的。

第二，作为家属或者作为民众，我们应该正确或者科学地做好自己的生命和身体的防护。我们认真学习如何科学地防护，保护好自己，这也是在帮助我们的一线人员减轻后方的担忧。而且我们的身体健康了，才会使我们保持一个愉悦的心情。

第三，作为家属，如果真的出现了很多焦虑的情绪，我们也可以通过官方发布的各种心理管理手册来调节自己的情绪。

第四，作为民众，可以考虑多做一些运动，实际上这是很有利于我们改善情绪状态的。如果能够在一定的环境下，包括哪怕室内做一些简单的运动，可能都可以转移我们的焦虑情绪，改善我们的很多焦虑反应。

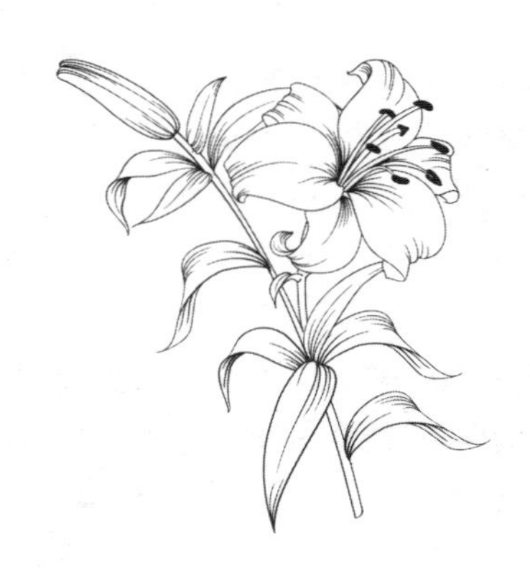

忙了很多天后如何恢复能量?

大家好，我是北京市社会心理工作联合会的会长张青之，我来回答一下，忙了很多天后，如何让自己尽快恢复能量？这个问题比较现实，也是急需的。因为从 2019 年腊月二十八开始，我跟大家一样，也过了一个“战斗”的春节。很多人在假期里都没有休息，尤其是现在，我们基层的社工每天都会在社区门前轮流值班，每个人要连续站立四五个小时。

这些工作是比较辛苦的，一些社区工作人员出现了一些职业性的疲劳，如果这个问题不能得到正确对待，不能得到认真解决，很有可能会出现职业上的枯竭，因此我们要高度重视疲劳之后的精力恢复问题。如何去恢复，可以从以下几个方面来讲。

第一，我们要想让自己一天精力充沛的话，在生活方面要吃好，要自己改善生活，这是补充能量的最重要的一个途径。不要吃饭的时候马马虎虎，有的人把吃饭当成一种应付，这是不行的，只要条件允许，尽量让自己吃好。

第二，就是休息好。我们说晚上睡觉要休息好，中午可以打个盹儿，短暂的休息也是增加能量的机会。还有一种方法我们叫闭目养神，哪怕让自己眼睛闭起来，安静坐一会儿，也是一种休闲的方式和方法。

这是我们日常用的几种恢复体力、恢复精力的方式和方法。除了日常的几种方法外，还有几个专业上的方法可以教一下大家。

第一种我们可以做点冥想。这个方法比较简单，不是那么复杂。所谓的冥想就是放一段舒缓的音乐，自己闭上眼睛，找一个安静的地方坐下来，然后让自己的思想放空，再放空。放空之后，想象自己处在一个高山、一片松林、一片草原、一片水域当中，用想象的形式让自己的脑海里面出现一些画面，让自己恢复一些内心的宁静。

第二种就是呼吸调节法。有一种深呼吸的形式，当我们吸气的时候，长长地吸，让自己肚子鼓起来，然后，暂停一下，再慢慢地吐，一般保持3～6秒这样长长的吐气，肺部的气体呼出的时候再吸进外边的空气，然后吐出来内部的浑浊气体，这叫腹式呼吸。这种方法也比较好学好用。如果有同伴一起做腹式呼吸，或者跟着网络上的音乐一起做腹式呼吸，差不多10个来回，就能使紧张的情绪得到缓解。

第三种方法比较简单，我们可以听一段音乐，就看你喜欢什么样的音乐，有的人听古典音乐，有的人听流行音乐，这都没关系。听你自己喜欢的音乐，我们认为音乐可以对人起调节作用，使人的身体能够进入一个节奏，它对人的情绪还有心态都能起到一种舒缓的作用。音乐对于调节个人的疲劳心态有着良好的作用。

这是几个心理学的小窍门来帮助大家恢复体力和精力。我觉得最好的方式就是寻找我们目前工作的价值和意义，这个是最能调动我们工作积极性的一个重要的方式和方法。我们为什么能够去努力，而不计个人得失，我们那种奉献精神和价值感是具有能量的。一个伟大的事业，一个伟大的行动，我们处于一个伟大的时代，这些认识会让我们的思想和心态充满正能量。还有，有人认为悲哀或者悲悯的情绪是不好的。实际上现在心理学发现，悲悯心是一种正能量，心怀慈悲。比如，我们现在看到一些患者处在困难的状态，我们很多人流下了泪，心里非常痛苦。这种慈悲心肠是正能量，不是负能量，它会激发我们好好地工作，为社会做贡献。

公务人员和志愿者如何解决一些常见的心理问题？

大家好，我是清源心理的魏广东，这个问题由我来给大家进行解答。

新冠肺炎疫情爆发后，全国的公务人员，还有我们的一些志愿者们都投入这次抗疫工作中，他们的工作压力非常大，工作任务非常繁重。在这期间，我们的公务人员，包括参与到抗疫活动中的志愿者们，容易出现身心俱疲等情况。长期过度的劳累导致身体和心理的疲惫，尤其有些时候有些人会在网上对他们提出一定的批评，这样更加造成了我们的公务人员和志愿者的孤独感、压抑感和悲愤感。

公务人员和志愿者有时候会感觉到无助，因为我们在面对一个新的疾病的时候，如何应对，专家其实都还没有一个明确的说法。我们参与其中，天天看着相应的一些人员发生这样的一些病症，我们又会感到无力或者无助，因此也会产生更加强烈的不确定感。因为疫情会加重还是减轻，什么时候能够结束，这些事都不确定，也会增加我们的不确定感，而不确定感又会带给我们更多的恐惧或者担忧，这样就形成了一个循环，造成我们公务人员和志愿者的心理问题，有的时候可能还会产生一定的愧疚感。

所谓的愧疚可能主要是因为对我们的工作对象力不从心、无法解决，然后在心中产生一种愧疚。还有，对自己家庭成员会产生一定的愧疚。这些可能都是公务人员和志愿者会出现的一些心理上的问题。面对这样的心理问题，我觉得我们的公务人员和志愿者也要做好自己心理的保健，做好自己心理的保护。做到以下这样几点，可能会有利于我们的心理健康：第一，保持和家人、朋友的沟通，这种沟通可以用网络，也可以用电话，从家人和朋友那里获得相应的心理支持。

第二，避免接触过多的负面信息，因为网络是一个信息表达相对随意的空间，所以我们有时候接触的一些负面信息，会给我们造成不良的影响。

第三，我们有时候需适当地做一下自我的情感隔离。在面对工作对象，或者患者时，我们不要过多地投入个人的情感，适当地保持一定的理性。对方是一个个体，我们要给他做什么事，而不要过多地去共情，因为共情多了会给我们自己造成压力。

第四，我们也可以适当地选择一些宣泄的方法，比如向家人、朋友倾诉，当然，有时候找个地方自己哭上一场也是可以的。

第五，我们要保证足够的休息和合理的睡眠。虽然工作比较忙，但是我们在忙的过程中也要保护好自己，该休息的时候要适当地休息一下。其他的方法如腹式呼吸，稳定一下自己的情绪，深呼吸有利于自己情绪的稳定。在抗击疫情这件任务中，我们的公务人员、志愿者起到了相当重要的作用，参与了相当大量的工作。我们在完成工作的同时，也要注意保护好自己的心理。

心理危机干预志愿者应该注意哪些事项？

大家好，我是清源心理的魏广东，我来回答一下这个问题。

新冠肺炎疫情爆发后，全国的心理工作者迅速组成了心理危机干预的志愿者队伍，为湖北乃至全国人民提供心理服务、心理支持。这些服务志愿者队伍中都是专业人员，而且也都有相应的心理督导老师，所以进行的活动还是非常专业、非常有序的。

在此，我对心理危机干预中的志愿者们提以下三条建议。第一条建议就是明确我们的责任，我们主要是为人们提供心理知识或者心理危机干预。在抗击疫情中最主要的、起到中坚力量作用的是一线医务人员，因为这是医疗或者身体疾病引发的恐慌，那么我们心理工作者应该是提供心理支持，而不要越位，不必过多地去提供医疗方面的建议。

第二条建议是，在心理危机干预中，我们可能会通过热线或者网络接触一些求助者，他们的问题往往都是恐慌、焦虑，甚至怀疑自己是不是感染了新冠肺炎。我们除了建议他做一定的医疗甄别之外，能够做的更多地是给对方提供心理支持，然后给他赋能，让他挖掘自己的能量和力量，增加他的信心，从而抵抗这种恐慌。

我最想说的是第三条建议，就是我们心理危机干预中的志愿者们，既要做好自己的心理保护，同时又要做好自己的工作。在一定的理智状态下，我们很多人做心理危机干预的时候，或者参与一些重大事件中的心理支持的时候，可能会因为对方的倾诉或者对方遭受的一些困难，甚至心理创伤，引发我们自己的创伤，这样就会对我们志愿者自己造成伤害。所以我们志愿者要时刻觉察自己的心理，看看自己能不能承受得了对方所讲述的这些心理问题，当自己应对不了的时候，及时转介给其他老师，或者上一级的督导老师。

另外我们还要注意一点，在我们帮助这些需要帮助的人的时候，一定要确保我们是在理智的掌控之下。有的时候我们可能去帮助别人，但使得自己心里恐慌，自己有一种焦虑感，觉得要做一点什么才能缓解自己的恐慌和焦虑。这样的话你可能不仅不能帮助到别人，而且还会进一步增加你的这种恐慌感，也会影响我们心理危机干预的有序进行。所以我们要觉察一下，我们为什么做这个工作，是否做好相应的专业准备，防止自己只是因为恐慌而去做这件事。

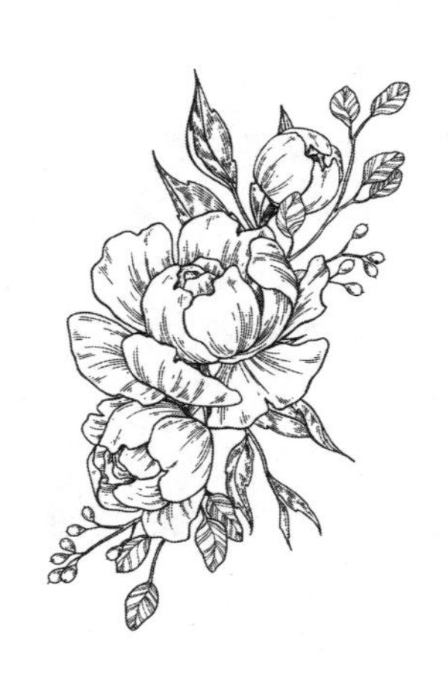

返岗人员的心理如何调适？

大家好，我是北京回龙观医院北京心理危机研究与干预中心的副主任梁红，今天跟大家分享的心理调适小常识就是，返岗人员的心理如何调试。面临假期的结束，有很多人可能即将返回到自己的工作岗位，在这个过程中我们需要做什么样的调适，怎样才能保持我们的心理健康？

第一，我们要学习疾病防控知识，做到科学防护，做好个人防护。这个时候要靠我们自己来减轻自己的焦虑情绪。焦虑和恐惧其实来自我们对一些事情的未知，所以充分了解防护知识和疾病防控的知识，我们就可以减轻自己的焦虑情绪。

第二，一旦我们回到工作岗位，可能要面临到处都要测体温，不可避免地要在拥挤的地方聚集。所以在这种情况下，我们就要遵守工作单位和工作场所的一些防护要求，积极配合。我们每一个人做好防护，其实也是为疫情防护做出贡献。

第三，做好居家远程办公，我们要有一个固定的办公时间和场所，保持一个规律的办公节律。最好这个环境是与起居和娱乐场所分开的，这样，可以让我们更安心，更能注意力集中地去从事工作。我们还需要学习更新一些远程办公技能，而且在办公过程中要加强与同事的沟通合作。

第四，我们要注意劳逸结合，在我们工作的同时，我们也要保持适当的锻炼，保持我们的起居正常，不要过度关注负性信息，而且要适当娱乐。

第五，与家人和朋友保持交流，从事一些自己喜欢的爱好或者有兴趣的事情。

最后，如果有困扰，可以通过心理援助热线、在线网络咨询等方式寻求专业的帮助。如若自身有可疑的症状出现，请在工作所在地及时就诊。

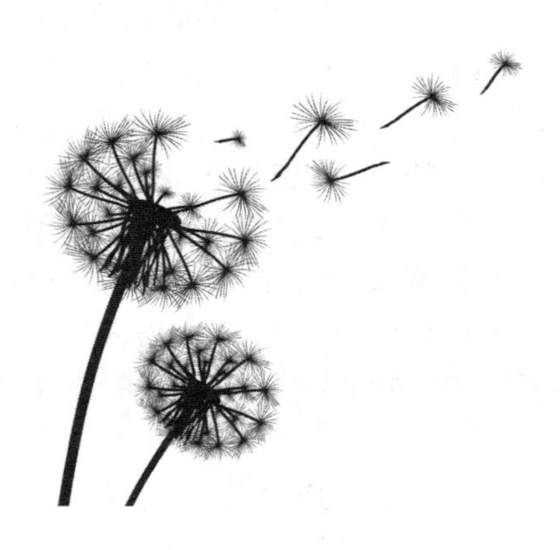

担心路上或上班感染，但是又不能不去。在这种情况下该怎么办?

大家好，我是原海军总医院心理科的郭勇，有听众朋友问，在目前这种疫情面前，别人都在家自我隔离了，因为我们是体制内的人员，所以这个时候还要去上班，这也就出现了我担心路上或上班感染，但是又不能不去的情况。在这种情况下该怎么办?

其实我们大家知道，有效的防疫途径，就是我们在家自我隔离，这是相对比较安全的，也是有效的。但是依然有一些人还必须要出去，比如我们的医务人员要出去工作，我们的警察、我们的一些社区人员要出去工作，这个时候我们自己实际上不一定是愿意去的，但是我们必须去，因为这个工作需要我们。所以在这种情况下，最核心的是我们自己要调整心态，要用积极、合理、有效的行为去解决这些问题。

我想大家通过我下面举的这个例子，就可以把这个问题搞清楚了。我们去超市买东西，回来的路上，因为我们拎着的这些东西装在塑料袋里，走的路越长我们的手勒得就越疼，这种情况下怎么办呢? 其实一种最彻底的办法就是我们把它们扔掉，因为没有重物了，这些症状也就都没了。但是这些塑料袋里装的是我们买的东西，不能扔，那怎么办? 有两个办法，一是积极解决，二是消极抱怨。所谓积极解决就是我们去接纳现实，我们可以用手绢垫上，或在路边捡一个纸壳子垫着等。我们用物品垫上，拎着它往回走，走的路上我们知道还会勒手，但是我们可以休息。

这样不断前行，最终我们可以把这些东西拿回家，这是积极应对。如果消极应对的话，我们就会抱怨，我们会抱怨为什么不在我们小区这边建个超市？抱怨实际上不能解决问题，反而使问题越来越严重。形象地说，如果重物是 10 斤的话，抱怨一下你会感觉到它变成 12 斤、15 斤、18 斤，甚至是 20 斤了。所以在这种情况下，我们要学会的就是要以一个平和的心态去对待它。既然我们没有办法扔掉，我们可以去积极解决这个问题。同时我们要给自己一些很积极的暗示，比如虽然抗击疫情的形势是严峻的，结果也是严重的，但是我们不见得因为出去工作就会被感染。虽然有人因为接触感染了，可是毕竟也还是有很多人因为自身有比较好的免疫力，在接触了之后也没有生病。所以这个时候我们要给自己一些积极的暗示，鼓励自己去面对目前的这种情况。这样的话才有助于我们消除恐惧，才能做好相应的工作。

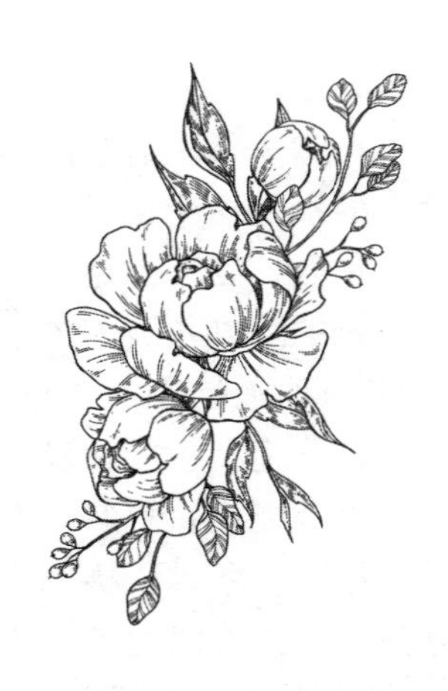

作为一名热线志愿者，我应该怎么保护自己？

大家好，我是张燕燕，国家二级心理咨询师，我来为大家解答这个问题。在国难当头的时刻，我们可以做热心的志愿者，为国家和人民贡献自己的力量，然而我们作为一线的工作人员，一定要保护好自己，从而更好地开展工作。

因为我们面对的来电人员大多数是情绪已经出了问题的，而情绪本身会蔓延，很容易感染，也就是说我们可能会在一些焦虑、烦躁、暴怒的环境中工作，这时候一定要学会自我保护。保护分几个层面，首先我相信大家都是热血青年，才会这么积极涌入一线去提供服务，而这个热情就是我们首先要面对的一个关卡。

因为在我们接线的过程中会遇到很多无助的电话，比如没有医院住，家人没有人照顾，或者自己被人排挤。这些都是我们没有办法帮助来电者解决的一些实际问题，这就会显得自己非常无能为力，这是一个现实。我们自己内心要有承受这些无力感的能力，要能去接受现实。我们要知道我们在付出，我们在行动，能做多少就做多少，做到问心无愧就可以了。不希望我们的战士还没有走到核心战场，自己就变成一个伤员。

第二点，我们知道最容易被这个病毒感染的就是身体免疫力低下的人群，而心理上最大的病毒就是情绪化，我们心理抵御的免疫力就需要在上线之前做好心理弹性的建设，什么观点都保持接受的态度。存在即合理，放下评判，少一份执着，多一份容忍，保持最大限度的接纳。如果有不一致的价值观，注意引导对方，而不是对抗下去，我们要看好自己的位置，只解决我们能解决的，绝对不是解决到对方满意为止。

举个例子，一个孕妇在进行剖宫产的时候，医生发现有个子宫肌瘤是可以顺便帮着摘除的，而如果是在做开胸手术的时候，就不可能顺便把子宫肌瘤摘除。所以我们要解决我们能解决的问题，知道我们的职责在哪里。

第三点，我想说建立热线这个事件本身就是一个社会性的创伤事件，最怕的就是在线上的自己产生应激反应。上战场之前我们要对自己做好评估，就像一个晕血的人不可能去做战地的包扎卫生员一样。要及时对自己进行情感隔离的保护，有一个“金刚罩技术”，其实可以在这里使用，一边接电话一边进行深呼吸，呼气的时候感觉自己口吐莲花，吐出一个透明的金刚保护罩，把自己保护起来。对方所有的攻击性和破坏性的语言，就会像流弹一样被保护罩弹出去。

同时要对来电者的重要信息和反馈进行筛选、记录，对他们的宣泄要保持接纳，还要继续让他们宣泄，给他们一个宣泄的途径，一定要记住我们就是一个管道，让他们的情绪在我们这里流过，然而仅仅是流过，不要有残留。结束以后及时找督导去反馈，如果真的有这种应激反应，要及时去找督导进行反馈，快速为自己清理这些残留。我们不一定要做问题的终结者，包容之心就是对来电者最好的慰藉。让我们一起努力，在战胜疫情的同时，也战胜它所有的后遗症。

无缘无故发脾气该怎么办?

大家好，我是北京林业大学心理系教师杨智辉，我来为大家解答这个问题。

无缘无故发脾气该怎么办？首先是要克制急躁情绪，遇到烦心事、麻烦事的时候人们难免会着急上火，甚至大发脾气。新冠肺炎疫情给人们的生命带来威胁的同时，对广大国民的情绪也有着很深的影响。人们容易变得情绪不稳定，急躁、易怒，然而我们应该知道非宁静无以致远，越是困难的时候越要保持平静的心态，一旦出现愤怒情绪，需三思而后行，努力控制住我们的愤怒。否则愤怒将控制你，把你引向痛苦的边缘。

正所谓，愤怒往往以愚蠢开始以失败而告终。我们可以巧用“红黄绿灯”的技术，有人将警示司机的红黄绿灯形象地用来比拟制怒的过程。红灯意味着碰到麻烦和着急的事情，看起来情绪急躁、怒气欲来的状态，这时候要求我们像司机同志一样，碰到红灯准时刹车，要平心静气、稳住阵脚，冷静思考，顺利进入黄灯期。这个时候仔细分析问题所在，了解自己的内心感受，考虑解决问题的途径和目标，拿出可行的方案，等待绿灯一亮，就毅然选择最佳方案，一切得到妥善安排，这时气消了，事也办了，大家也感到更愉快。

同时，要努力完善自己。具有急躁性格的人，一是容易发脾气，总想快刀斩乱麻，结果常常欲速则不达。这就需要我们平常注意个性修养，可以通过下棋、书法、音乐等陶冶情操、磨炼心性。从容处置，尽量做到心胸开阔、豁达大度、乐观随和，然后是合理解决我们的郁闷情绪。过分控制压抑毕竟不是良策，时间长了会闷出病来，所以平常要注意消遣，有理有利有节地宣泄情感，开启心灵之窗，释放心理能量，使自己得以心系舒展。外出散步、朋友聊天、运动锻炼等，都是释放郁闷情感的良好方式。

作为现代人要学会给自己腾时间、找机会、化解压力。由于新型冠状病毒具有很强的传染性，我们可以通过密切监视自身的体征变化，有了疑似症状，做到早发现、早报告、早隔离、早治疗，同时主动调节好隔离期间或观察期的特殊生活方式，把自己的生活安排得丰富多彩。提示自己要轻松幽默，保持乐观主义的精神，亲人、同事、朋友之间要相互支持，共渡难关。如果存在严重的精神压力，可以向心理热线或精神卫生机构寻求专业的帮助。

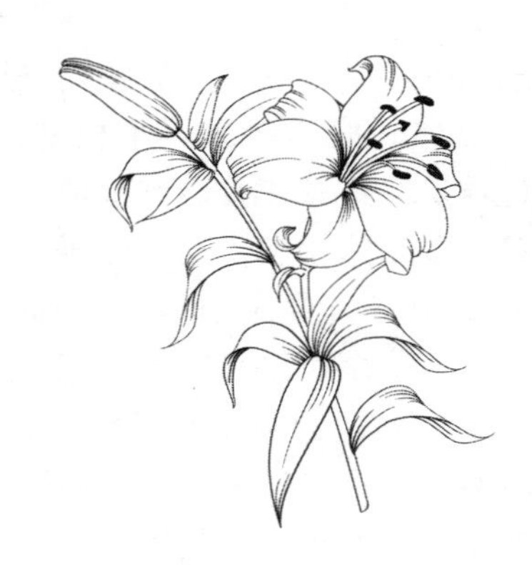

一直在家待着，社区、单位、物业反复了解情况，我觉得很烦怎么办？

大家好，我是来自北京牧业空间心理工作室的国家二级心理咨询师胡梅，我来为大家解答这个问题。

首先要了解，这种现象是当前形势下一种常见的情形。从居民个体角度来看，他的这种感受是真实的，所以我们要在给予足够的表达空间和充分理解接纳的同时，也要了解为什么会产生这样的感受。一般来说，常见的原因会有以下两种：一种是他有了不被信任的感觉，一般这来自一种认知，比如他会认为像物业、社区、居委会等这些部门的信息是可以共享的，没有必要反复来询问。如果反复询问，可能就是对自己的不信任，抱着这样的认知，他就容易产生那种不良的情绪反应。第二，他体会到了一种被骚扰的感觉。但是这种被骚扰的感觉也可能来自他的另一种认知，比如他会觉得在家里不出门就意味着没有问题，一遍一遍来询问有什么意义呢？没有任何意义，还影响到自己的正常生活，给自己增加了麻烦和负担。所以抱着这种想法，他会对各种询问信息的行为感到非常烦躁。如果一旦出现了这样的状态，我们应该怎么办？

我想有三点我们可以注意：第一点是要学会调整自己的认知。由于这次疫情比较严重，国家采取了联防联动的措施，其实这种措施就是要用最严格、最快的方式去摸排每个人的情况，以便最大限度地去控制疫情的发展。不同部门的反复询问并不是因为不信任，而是为了更好地做工作。当然，由于疫情属于突发的公共卫生事件，来的比较突然，部门间的配合还没有做到那么完美无缺，可能有一些工作会对居民有影响，相信随着工作的不断深入，这种情况也会慢慢减少。

第二点就是要学会充分地沟通。首先我们要了解到这样的一个摸排工作其实是一个普遍性的工作，并不是针对某些人。如果你真的感觉到被骚扰，那么也可以向有关部门进行真诚的沟通。比如是否可以约定一下，如果我本人没有出现任何情况，那么你们就默认为是没有事。如果出现了任何情况，我会及时地向各个部门进行汇报。当然前提是如果根据政策，根据这样的一个国家安排，相关部门需要了解更多的情况，我也一定会积极配合。

第三点就是要有一个顺其自然的心态，让自己保持一种平和的状态。我们能做和应该做的，就是保护好我们自己，配合好这个社会，不仅仅是为我们自己的健康负责，其实也是为国家、为社会负责。做好登记不仅是一项工作，也是一种责任。我想如果有了以上三点认识的话，我们的心情也就不会那么烦躁。

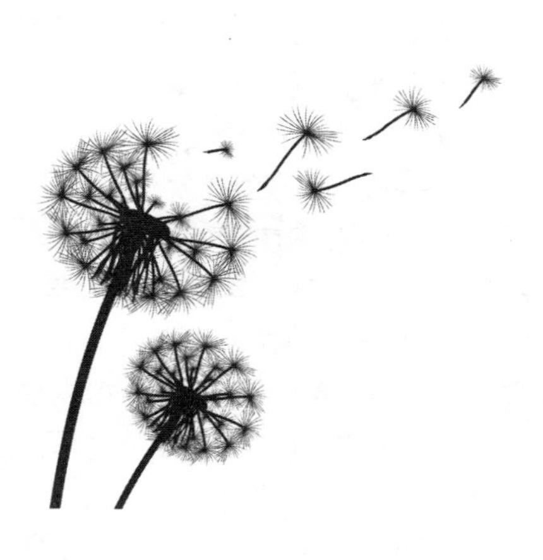

如何化解疫情下上网产生的焦虑?

大家好，我是北京市通州区明心社工事务所的国家二级心理咨询师郝静，疫情期间网上负面信息很多，看得多了，会让人很紧张。如何化解疫情下上网产生的焦虑？我来为大家解答这个问题。

新冠肺炎疫情期间，很多人的居家生活增多了，外出少了，网站、手机、自媒体等成为很多人的信息来源。本来人们是通过网络获取信息，用来了解世界，但有些人发现，受网络信息的影响，自己变得更加焦虑了。甚至有的人根据网传的疾病症状，对照自己来检查，担心自己受到了感染，忧心忡忡。严重的甚至吃不下饭、睡不着觉。因此，化解这些网络信息带来的焦虑，在这个时候就比较重要。我们发现越是焦虑的人，越是着急慌乱地去找另外一种方式来代替现在的方式。比如有的人以前总是看公众号文章，看到自己觉得紧张不已之后，就变成了去看小视频，其实他是在通过不同的渠道来搜集负面的信息。而这些人不光自己看，还不停转发到亲朋好友的群里、同学同事的群里，这种焦虑根本停不下来。这种慌乱其实是一种回避的表现，这种回避是在回避自己的感受，而这些人不停地把信息转发出去，也是在寻找一种存在感和掌控感。

客观地来讲，疫情具体在哪天会完全消除，在目前看来还不是特别确定的事情。但是为了自我安慰，很多人通过转发信息激发别人跟自己相似的这种慌乱，其实是体验到了一种掌控感和归属感。所以要减少这种因上网带来的焦虑，我们要先停下来，先去自我感觉一下。

身体有什么感觉？比如是不是心跳有点加快，手感觉发凉或者发热？是不是有的时候会深呼吸，有的时候无意中会大喘气？腿有没有酸痛？这些感觉到的身体相关的反应，其实就是焦虑的情绪感受。当我们感觉到身体的这些反应之后，我们可以停下来告诉自己，我感到紧张了，我感到焦虑了。其实当你能够对自己说出“我焦虑了”这样的话，就是在确认自己的感受。

而这种确认其实就表示你已经不再通过回避的方式让自己继续去体验慌乱了。接下来你可以找一个安静的空间，让自己放松地坐着或者是躺着，通过呼吸放松法或者想象放松法，使身体的各个部位放松。这种身体的放松对焦虑也是有帮助的。当你感觉身体放松以后，可以去想一想自己平时有什么兴趣爱好，要不要在这个时期把它们拾起来，去玩一玩，去体验一下这些兴趣的乐趣。然而一个人自己去克制自己的上网欲望，需要很强的自制力和毅力。如果你觉得自己的自制力不够强大，可以邀请家人或者朋友来对自己进行提醒，然后邀请他们在一天中的两个或者三个固定时段，通过外力和呼唤这样的方式，来拉着自己去聊聊天，做点别的事情。

而且，每一次和家人朋友这样合作成功之后，请互相给一个奖励，用来强化你们之间的这次合作。这次疫情使得我们的日常生活被打乱，但也给了我们一个机会，用来自我觉察和自我成长。这个机会也可以用来增进家人间和朋友间的感情。我们不希望自己沉浸在因网络信息引发的焦虑恐慌之中，那么让我们去积极地自我疏导、自我帮助吧。此外，这里给大家提供一个信息，因为现在心理学界纷纷开展了疫情期间的公益心理援助服务，如果你觉得有需要，可以向心理志愿者们求助，这也是一个很好的方式。

留在家中出现烦躁不安的情绪怎么办?

大家好，我是北京回龙观医院北京心理危机研究与干预中心的副主任梁红，今天跟大家分享的心理干预小常识是“留在家中出现烦躁不安的情绪怎么办”。在这次疫情防控中，为了更好地控制疫情，建议大家少出门。正好赶上春节假期，这样我们的假期就在这种疫情防控的需要下延长了。但是，这个假期又建议大家不要过多出去走动，我们只能待在家中，往往有人就会出现烦躁不安的情况，当出现这种情况时，我们应该怎么做？以下“四个保持”送给你做一个小贴士。

第一就是要“保持信心”。在这种疫情防控的情况下，我们要接受自己出现一些焦虑的情绪，一些烦躁的情绪，因为我们的生活和以往有了很大的变化。此外，我们要积极地去调整，提高自我效能感。最有效的方法就是做一些具体的事情，每次只做一件事情，如果我们在长时间看电视，就建议我们每一个小时从沙发上、坐椅上站起来，活动活动身体，不建议过长时间看电视或者一动不动。

第二就是“保持联系”。虽然现在建议大家都在家中不要出门，但是我们其实是可以通过微信、电话、网络等方式，与家人与朋友保持联系，互相问候，与信任的亲朋好友倾诉自己的烦躁和焦虑，分享自己的心情，倾诉可以起到释放的作用，而且交流可以让大家得到相互的支持。

第三就是“保持稳定”。虽然我们的生活规律发生了变化，但是我们能很快找到一个变化以后的新的生活规律，这也是我们人类适应环境非常重要的一个能力，这样的能力也预示着我们心理健康的程度。所以维持日常的生活和稳定的心理状态是有助于减轻压力的。稳定包括什么？比如稳定的居所、定时吃饭、按时休息、稳定的心理状态等。稳定的心理状态可以通过一些稳定化的技术来实现，比如深呼吸、放松、听音乐、冥想等。

第四就是“保持做事”。这个时候我们正好利用长的假期，从事一些我们感兴趣却没有时间做的事情，比如做一些自己感兴趣的或者有愉悦感的事情。在这里提醒大家注意避免消极的应对，比如过多地饮酒、吸烟、服用药物或过长时间躺在床上睡觉。

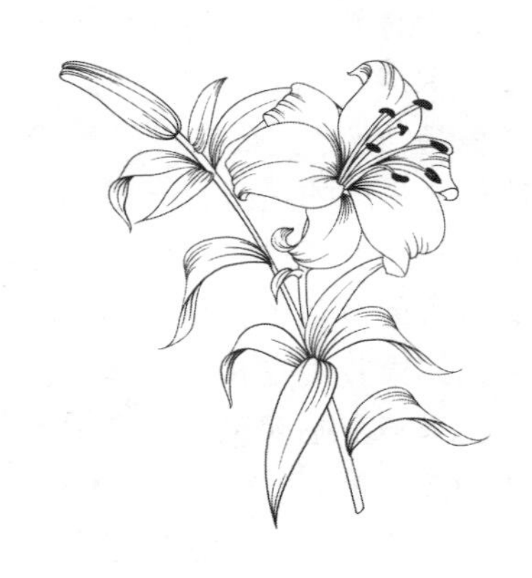

长时间隔离在家，觉得无聊怎么办？

大家好，我是清源心理的魏广东，我来给大家解答这个问题。疫情期间，我们减少了外出活动，减少了社交行为，总是待在家里，难免就会觉得空虚、感觉无聊。作为一个心理工作者，我给大家推荐一个心理游戏，帮助大家打发在家隔离的时间，此外，还可以帮助我们进行一个心理的自我探索，促进我们的心理健康。

我介绍的心理游戏就是“涂鸦”，涂鸦和绘画不一样，绘画是想着要去画一个东西，而且尽量画得比较像。而涂鸦不需要去画任何东西，你不需要去想什么东西，就是把手拿着笔放在纸上，让它自由运动，产生一些轨迹就可以了。这就叫涂鸦。

具体来讲，我们可以大概分成这样一些步骤。首先，我们要准备一些纸，铅笔或者签字笔，以及一些彩色的蜡笔或者水彩笔。第 1 步：我们先把纸铺开，用手拿着签字笔或者铅笔在纸上任由它滑动，你觉得画完了，不想再滑动了，那么就可以停止。

第 2 步：观察你的涂鸦痕迹，你觉得它像什么？或者它的某个区域像什么？用蜡笔或者水彩笔等一些其它颜色的笔，把这些你觉得像的线条标示出来，让它丰满起来。这样，我们画的一些东西就更加清楚、更加明确。

第 3 步：我们根据涂鸦画再做一个联想，想象一下我之前有没有经历过这样的事，或者见过这样的东西，把这些联想的内容记录下来，当然写得越详细越好，记录得越清楚越好，这些记录的内容可能就会反映我们曾经的一些重要经历对我们心理产生的影响。这种涂鸦方法适合一个人做，然后自己涂颜色，自己记录联想。除了个体自己做之外，还有一些是可以和孩子或者家人一起来玩的。

如果是两个人一起玩的话，我们可以采取这样的方法：第1步：一人一张纸，每个人各自进行涂鸦。第2步：把自己涂鸦的内容交给对方，让对方去联想涂鸦像什么，然后让对方用不同颜色的笔把它标出来。对方会跟你讲，他为什么觉得像，然后他也会进行一些联想。你们俩进行一个共同的讨论，你觉得像什么？你有什么样的经历？他觉得像什么？他有什么样的经历？这样互相交换着来进行。这就叫“交替涂鸦”。

涂鸦活动一方面可以做自我的心理探索，另外还可以促进我们家庭成员之间的一些交流和沟通。所以，大家不妨在自己家里试一下。

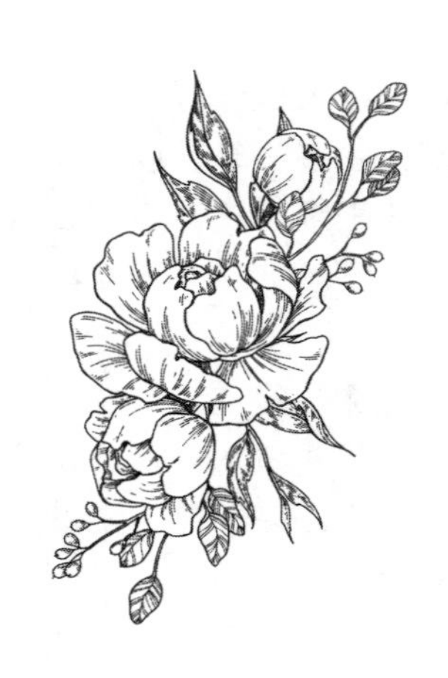

害怕出去买菜怎么办？

大家好，我是北京今日心理事务所的主任，国家二级心理咨询师张玉敏，我来为大家解答这个问题：害怕出去买菜怎么办？在疾病和死亡面前，并没有谁是不害怕的。有的人害怕多一些，有的人会少一些。恐惧和害怕是人类的基础情绪，当危险来临，我们本能地就会生起这种情绪。这种情绪会提醒我们做出安全的选择和行为，是来保护我们的，所以我们要允许它存在，它是我们生命的一部分。

第一个方法是接纳情绪，和情绪对话。当不好的情绪出现时，我们会本能地与它对抗，不让它出来。当你越是不允许，它越会给你反作用力。而当你尝试接纳它，情绪就像个调皮的小孩慢慢变得平静下来。具体怎么做？在安全的地方，闭上眼睛，多做几个深呼吸，然后发挥自己的想象力，努力想象情绪从身体里走出来，站在你的面前，然后你静静地观察情绪，看看它的颜色、大小、气味、形状，和它说几句话。“我看见你了，你是我生命的一部分，我愿意给你更广阔的空间。谢谢你。”不断地重复这几句话，一直到你面前的情绪发生了变化，变得小了，或者没了，你可以缓缓地睁开眼睛，此时情绪应该就比较平和了。

第二个方法是画情绪，这个方法也可以叫作“情绪垃圾桶”。准备一张纸、一根笔，闭上你的眼睛，想象你的害怕情绪，然后不要思考，在纸上随意涂画，想象情绪随着笔画出的线条而落在纸上。不用思考，随意画就可以。当画完后，看着自己画出的情绪，问问它，它想说什么？通过文字表达出来吧，然后把画撕碎扔进垃圾桶。

第三个方法是进行深呼吸。虽然看似陈词滥调，但深呼吸能对放松心情起到非常奇妙的作用。在有压力的时候每天练习深呼吸，有助于保持平和的情绪。具体怎么做呢？合上嘴巴、用鼻子深吸一口气，尝试计时，让这次吸气能维持 4 秒钟，屏住呼吸坚持 7 秒钟，然后用 8 秒钟慢慢地把气呼出。共重复此步骤四次。如果你目前难以缓慢呼吸，一开始可以用较快的节奏深呼吸，然后慢慢让呼吸延续更长的时间。你可随意调整每次吸气和呼气的持续时间，但确保呼气的时间为吸气的两倍，每次呼吸的间隔可暂时停顿。

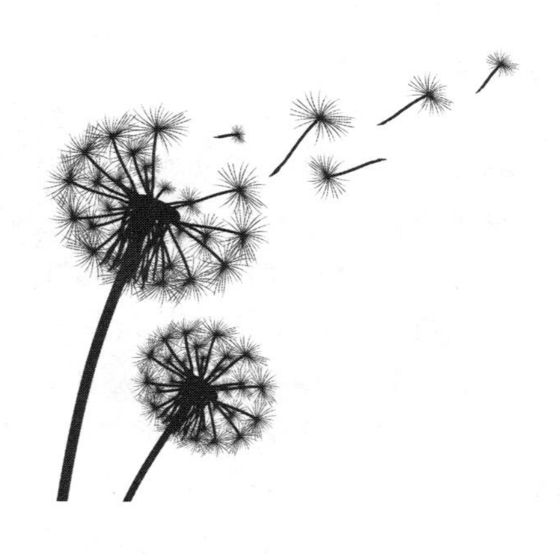

赋闲在家，如何更好地与家人相处?

大家好，我是北京市房山区春燕社会工作事务所的负责人，我叫班春燕，我来为大家解答这个问题。近期我们都在共同抗击疫情，为了有效阻断病毒的传播，大家都足不出户，为疫情的有效控制做出了自己的贡献。那么在家待的时间多了，我们也就多了很多单独与家人相处的时间，我觉得这是一个非常难得的机会。

平时大家都各忙各的，很少能有这样的机会，所以我觉得利用这样的一个时间，拥有更温馨的亲子互动时光，更甜蜜的夫妻相处的回忆，让家庭成员之间彼此更多地相互理解，家庭的幸福感更强。这样一个和谐的家庭氛围也可以让我们有更多的力量去抗击疫情。为了疫情期间能够与家人更好地相处，在此我给大家几条建议。

第一，我们要珍惜这段难能可贵的与家人共享的时光，保持一个感恩知足的心态。同时要正确看待和理解政府采取的隔离措施，避免抱怨、愤怒、情绪的困扰。

第二，我们要尽量保持一个规律的作息时间，同时要对家人出现的作息不规律的现象多一些理解和关心，少一些评判和控制。

第三，家人共处的时候，我们可以适当增加一些互动的娱乐活动，比如一起玩桌游、看电影、做美食、练瑜伽等，来适当转移注意力，减少无聊和恐慌，同时也可以做一些心理的小测试来加深对家人的了解，认识一下平时近在咫尺却好似远在天涯的亲人，通过互动的方式增加亲人之间的亲密度。

最后，我觉得这是一个非常好的自我成长的机会，我们要更多地去内省。每个家庭成员都要管理好自己，减少对他人的控制，用这段时间去自我探索和成长，用这个机会多去了解和关心家人，多去付出。疫情阻断了外人，却牵起了亲人。希望在这样一个家人集中在一起的时光里，我们都能够拥有彼此滋养的幸福关系。

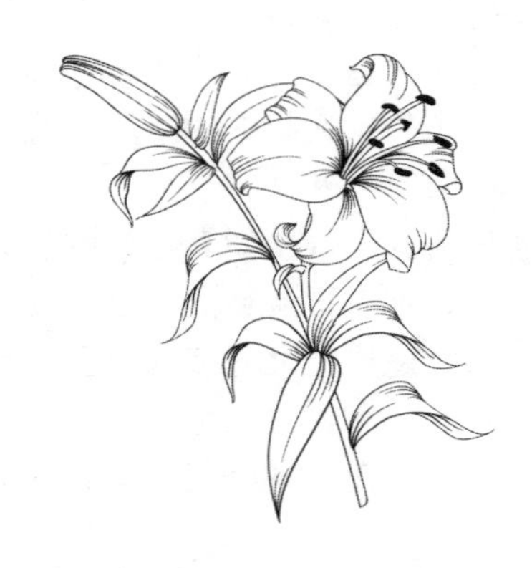

如何宅在家里锻炼身体？

大家好，我是北京教科文卫科技有限公司的心理培训师，我叫李兵兵。今天我来为大家回答，在当下抗击疫情过程中，如何宅在家里，全家锻炼身体。

第一，我们可以在家里走步锻炼身体，每天走 6000 步左右，我们可以一边放着音乐一边来回走。

第二，我们可以在家里做第 7 套、第 8 套广播体操，一家人一起做操也是非常有趣的。

第三，我们可以全家人一起根据视频来学习舞蹈。

第四，我们在家里还可以去做仰卧起坐。

第五，我们可以进行一些柔韧性的活动，这个优点是活动既不用占用太大的地方，又能锻炼身体。比如，根据视频和网络来学习瑜伽和太极。

第六，我们可以做一些适合亲子的或者全家一起锻炼身体的活动。例如，我们可以在家做平板支撑，如果孩子在 4 岁以下，或者孩子特别小，可以让孩子趴在我们的身上、后背上，锻炼身体的同时还能增强亲子感情。

第七，我们可以在家里玩“摇摇船”游戏。取个床单，孩子躺在床单上，家长抓住床单的 4 个角，拉起悬空左右摇摆，孩子会特别高兴。同时，我们家长也锻炼了身体。这是一个非常有意思的家庭活动，但是要注意安全。

第八，我们可以托气球，把气球吹起来，然后双手托起气球，不让它掉落。

以上是为大家分享的家庭运动，祝大家居家快乐。

看到孩子在家里一直玩手机、上网怎么办？

大家好，我是北京今日心理事务所的主任，国家二级心理咨询师张玉敏，我来为大家解答这个问题。

在家里多日总看到上班族的女儿无所事事，玩手机、上网，也不按时吃饭、睡觉，经常熬夜，让家长很是头疼着急，一说就发生争吵，怎样化解呢？有这样一个故事说，一位做电视企划与采访的年轻人常常需要加班，日夜颠倒，因与家人同住，所以他妈妈常会担心，常念叨他：要记得吃饭，别太晚睡，开车要小心，等等。这样的唠叨每天反复好几次，他已见怪不怪，习以为常，只是有时他也会觉得不耐烦，一见到母亲就想逃，免得听她哆嗦半天。

有一次年轻人外出采访，听到这样一句话，如果一个父母常常担心他的孩子，他的孩子会没有福气，因为福气都被父母给担心掉了。如果父母希望他的孩子有福气，就要多多祝福她的孩子，而不是担心他的孩子。

年轻人听到这样的话十分兴奋，一回到家马上转述给他妈妈听，他说，从此以后妈妈就很少再对他唠叨了，他看到妈妈也不会再躲，反而在下班之余会找她聊聊天。他觉得现在他跟母亲像朋友一般自在。

我也是家长，真的理解很多家长的心疼和着急。当您看到孩子玩手机、不按时吃饭、睡觉、熬夜，您是既心疼又担心。您是担心他把身体熬坏了。听了上面的故事，您是不是有什么感触呢？我们做家长的可以给到孩子一定的提醒，但如果他暂时不愿意改变，就允许他成为自己，并祝福他。

总是隔离在家觉得无聊怎么办?

大家好，我是北京林业大学心理学系教师杨智辉，我来为大家解答这个问题：总是隔离在家，觉得无聊怎么办?

第一是要做好计划，面对多出来的假期，我们要好好计划一下，比如学习成长方面、身体健康方面、工作事业方面等，充分利用好隔离在家的时间完成计划，也能减少我们的无聊和无助。

第二是阅读书籍，而不是看电视、手机和电脑，静下心来读书，找一些自己感兴趣的书籍来读，可以开阔眼界。互联网上充斥着很多虚假和造谣的垃圾信息，我们的大脑被轰炸。读书可以让我们系统地摄取知识、深度思考，从而在困难面前做出正确的判断。疫情造成了人们的恐慌，读书可以让我们提升修养，淡定自然，保持一个良好的心态，这也是增加免疫力的关键。

第三是科学运动。眼下人们被困在房间里，缺乏运动，身体机能开始逐渐下降，我们可以在家做一些有氧运动或者徒手的力量练习，增强自身免疫力和抵抗力。

第四是合理健康饮食，不要暴饮暴食，控制垃圾食品的摄入，多吃蔬菜、水果，多喝开水、柠檬水。同时还可以学习烹饪，用有意义的事情来打发时光，提高自己的生活能力，提升生活质量。

最后是适度上网和多样化活动。控制上网时间，不要沉迷于网络、电视、游戏，根据自己的爱好，如唱歌、练习乐器等，丰富空余的时间，培养爱好，即使在危机时期也不要忽略我们身边的美好事物，保持对未来的美好期盼。可以想想，我们从这段经历中可以吸取什么经验，在疫情结束之后我们可以做什么，这正是一个反思的大好时机。

隔离封闭在家，如何处理好家庭关系？

大家好，我是北京市通州区明心社工事务所的国家二级心理咨询师郝静，我来为大家解答这个问题。

隔离封闭在家，如何处理好家庭关系？隔离封闭期间，电影《囧妈》也上映了，很多人看过电影后就吐槽，真是“同一个世界，同一个妈妈”。跟父母生活在一起，总是被管着，被指责，没有办法愉快相处，所以有的网友就开玩笑说，再不上班就要和妈妈打起来了。

其实，任何家庭性的矛盾都有一个发展的过程。如果按照原定的计划，我们春节放假只能在家待三五天，家人之间还处在重聚的蜜月期里，互相之间还会有体谅和思念之情。矛盾还没等酝酿和爆发出来，家人就面临分别了。所以，我们通常用距离和回避来缓和矛盾。可是因为新冠肺炎疫情，很多人不能恢复上班上学的节奏，家人团聚的时间就一再延长，这个时候矛盾就回避不了，就容易爆发出来了。

我们要看到，无论你承担父母的角色还是子女的角色，你在家庭里都会有自己的位置和自己的力量。如果你感到烦躁了，感到郁闷了，这说明你有了想要改变的动机和需要。我们建议这个时候你适当转变一下视角，利用好现在这段时间。我们家中的任何一个成员，其实都是有能力来改善家庭关系的。

我们要看到家里原有的生活模式和情绪表达模式。其实，家里每个人说话的语气、语调、每天起床的先后顺序、固定要做的事等，几乎都是可以预期的。因为我们家庭里的每个人一起构造了一个家庭系统，在这个系统里谁负责照顾别人，谁负责享受照顾，谁负责发泄情绪，谁负责承受情绪，其实也已经形成模式了。比如《囧妈》里的妈妈，她努力去照顾儿子的衣食起居，还要照顾儿子和儿媳妇的情感生活，但是也把自己的情绪交给了儿子和儿媳妇，同时也对他们提出了要求，希望儿子和儿媳来满足自己的情感需求。这种可以预期的照顾与被照顾、情绪发泄与情绪承受，其实在家里形成了一种压力，也构成了一种模式。所以通常人们的做法是通过指责和争吵来释放压力。当我们意识到这一点的时候，我们就会发现，真实和勇敢地向家人表达自己的压力是非常重要的。

就像电影《囧妈》里的妈妈和儿子，他们都在一个合适的机会下，开诚布公地向对方透露了自己的真实情感。实际上，情绪的气球一旦被戳破，我们就能看到家里每个真实和鲜活的家人，而不再是看到只带着妈妈角色或者带着儿子儿媳角色的面具了。我们也需要鼓励家庭里每个个体，去探索和表达他的自我。当我们说到这一点的时候，每个人心里都明白，当你跟家里人最初提出这个想法，是一定会遭到习惯性的抗拒和抵触的。

比如你会说妈妈你以前学过舞蹈，你跳给我们看看好不好？妈妈一定会习惯性地说不行，都老了你就别捣乱了。面对这种习惯性的回应，如果你是一个偏内向性格的人，你可以暂时停下来，但是你也可以过一会儿再换一种方法去促成这件事。另外，如果你是一个偏外向性格的人，其实你在这个时候是可以利用自己就是一个子女和孩子的优势，像一个孩子一样去跟爸爸妈妈撒娇。坚持一下，也许突破就出现了。

在家里隔离封闭期间，我们的整个生活节奏和生活主题也是很容易停滞下来的，这也是让家人情绪烦躁的一个重要原因，但这也是一个打破僵局的好机会。如果你每天有意识地引导家人来共同做一件事，比如说一起做饭、一起包饺子、一起看一部电影、一起下棋、打牌，或者创造一种简单易行的家庭游戏，邀请家人来参加。我看到网上有人在晒她自制的家庭简易罗盘游戏，从家里找一个盒尺，摆在桌子中间，在盒尺的周围摆上一圈零食，然后家人围坐在桌子周围，轮流去转动盒尺，停住后指针指到哪里，那个零食就成为家人的奖品。这家人还挺开心的。所以这种小小的有创造性的小游戏，就是在停滞生活里给家人带来小欢乐的一些催化剂，会给我们的家庭关系带来意想不到的活力。

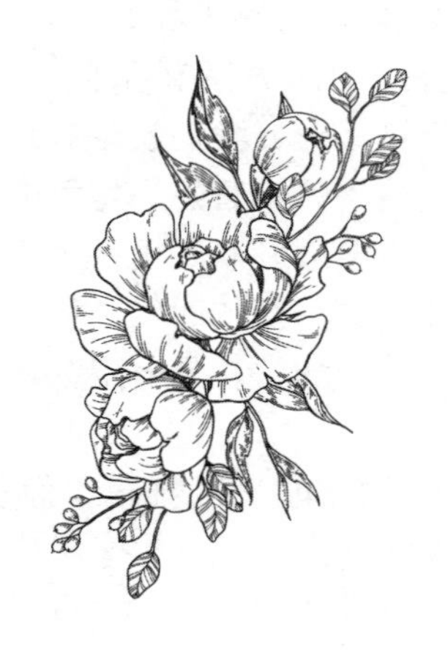

确诊病例担心病情恶化治不好，心理负担重怎么办？

大家好，我是北京回龙观医院北京心理危机研究与干预中心的副主任梁红，今天跟大家一起分享的小题目是确诊病例担心病情恶化治不好，心理负担重怎么办？随着疫情的发展，我们的确诊病例在不断增加，被确诊的患者心里都会非常焦虑，担心病情恶化，担心治不好。在这里我跟大家分享一些小的方法来缓解焦虑。

第一，我们要学会接纳。事情已经发生了，我们就要学会接纳已经发生的事情，因为抗拒会消耗我们更多的体力、更多的能量，会使我们的情绪烦躁不安，这样更不利于我们从病情中恢复。所以首先就需要接纳目前需要治疗、需要隔离的处境，觉察自己的各种心理及身体的反应，包括悲伤、孤独，有可能还会有自责，很多人还会出现恐惧等一些情绪反应以及身体上的诸多不适的感受。因为我们有了早期的觉察，就可以有一些适应性的应对，当然这种觉察要适度。

第二，我们要积极去配合医生治疗。在这种情况下，我们最好积极配合医护人员，保持积极乐观的心态。我们要鼓励自己，肯定自己，相信自己，坚定治疗的信心。我们要积极配合医生的诊疗和护士的护理，相信科学。

第三，我们要获得支持。虽然我们被隔离了，但是我们的联系没有被隔离，我们可以利用现代通信手段联络亲朋好友、同事等，特别是跟我们信任的家人或者朋友去倾诉我们的感受。有一些不便于向家人倾诉的，可以找一些你信任的人进行倾诉，排遣自己的一些不良情绪，分享我们在治疗过程中的一些心理感受。其实很多时候，在分享的过程中，我们也会收获很多的经验，同时获得支持和鼓励。我们与外界的联络实际上是必不可少的。要记住，我们隔离治疗并不是隔离联系。

最后，我们要学会自助。这个时候除了身体上有一些疾病，我们的心理也会多少有些变化。在身体允许的情况下，请寻求一些专业的心理帮助，比如可以通过热线，通过网络，通过一些科普文章、相关的媒体节目进行一些咨询。当然如果有必要的话，也可以请求专业人士在有安全防护的前提下，进行面对面的心理咨询和心理治疗。如果有必要的话，还可以寻求专业的精神科医生给予适当的药物调整。

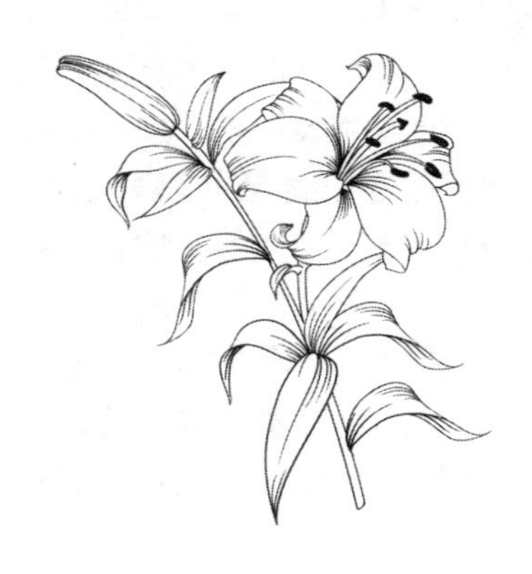

隔离期间我们都能干点什么？

大家好，我是肖存利，精神科主任医师，来自北京市西城区平安医院。今天由我和大家一起聊一聊，隔离期间我们都能干点什么？我想疫情期间，从政府的倡议到大家的自觉，都在宣传我们不要外出。我们会看到街上人越来越少了，大家都多半宅在家里，或者有一些人被集中隔离在某一地点。对于隔离的人群，我们需要分成几类，分别是身体好的居家隔离者，身体不好的居家隔离者，还有集中隔离者。我将分别来和大家进行交流。

对于身体好的居家隔离者来说，家是一个很熟悉的环境，是我们的安全感很强的一个地方，很多人在半辈子甚至更长的时间都在渴望能在家里一阵子，这就是那样梦寐以求的生活。哪里也不去，什么也不干，就宅在家里。那么当我们真宅下来的时候，可能在一天两天我们还觉得可以，但是宅的时间长了，我们会发现周围的娱乐断了，就会开始烦了。这时候，我们在家里可以做一些我们特别想做的事情，或者也可以在家里学做饭，或者从事一些简单的运动。看本书，写点东西，写一点有利于自己也有利于其他人去分享的故事。还可以和孩子亲密交融，平常孩子有可能是被保姆或者爷爷奶奶照料，这时候自己可以全身心地陪陪孩子。对亲子关系来说这是一段非常好的时间。也可以夫妻进行交流，很多年以来，我们都很忙，没有时间静下来交流一些内心深处的话题，在这里做一个人际间的深入连接，我们认为在这样一个交流的过程中，可以更多地敞开自己。在隔离期间，让自己的心无限开放，因为隔离过程只是我们的行动上和物理上不能够外出活动，但是我们的心在这时可以有更深的交融和更深的对接。

对于身体不好的居家隔离者，可能有一些人会有一些担心。这里需要去关注一下日常的医务人员要求我们做的那些事情，我们做到就行了。剩下的时间我们就可以像身体好的人一样干同样的事情。不必把自己沉浸在那样的、好像时刻在搜索自己身体上不好症状的那种状态。

对于集中隔离者来说，他们的基本情况和居家隔离者是相同的，只是环境变了，没有办法像在家里一样可以做点这个，干点那个。可能生活变得更加简单，变成了自己独处的一个状态。在这种情况下，我们可以通过一些运动，还有通过视频、聊天等方式，来做到自己和外界保持联系的一个状态。

总之，希望大家能够度过这段特殊的时期，让自己变得越来越好。

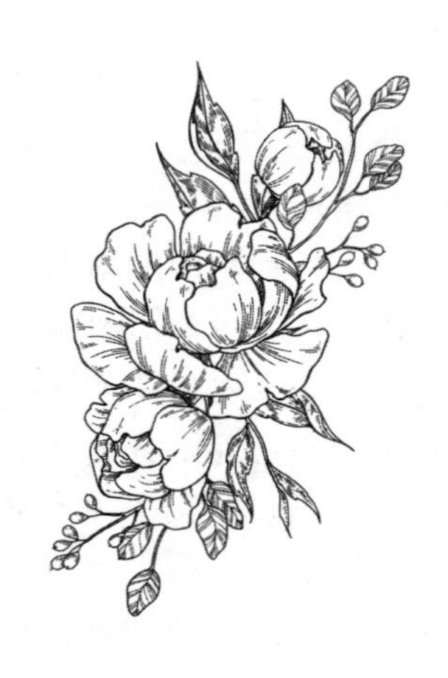

出现了睡眠问题怎么处理？

大家好，我是中央财经大学心理系的教授赵然。有朋友提出这样的问题，这次疫情来临，由于对未来充满不确定感，导致了睡眠问题怎么处理？我想跟大家说，这一次的疫情是我们生命当中面临的一个应激事件，意味着我们需要面对一些未知的挑战，而人的本性是要控制的。比如我们能够确信自己明天可以7点起床，我们每个月都有工资，我知道有人爱我，或者是我知道7月份要出国旅行。这一次的疫情使我们对生命和生活充满了不确定感，这种不确定感带来的是焦虑，而焦虑最容易导致的就是睡眠问题。

很多人会表现为晚上失眠，在床上辗转反侧，怎么都睡不着。还有的人表现为明明晚上睡得很晚，可是早晨很早就醒过来。还有朋友说，我中间睡不好，经常被惊醒，醒来以后需要几十分钟才能再次入睡。当大家面临这些睡眠问题的时候，首先要有一个特别清晰的认识。此时此刻出现的睡眠问题，是我们正常人在不确定事件中的一些正常的反应，所以睡眠出现一些问题不要过分地担心，它是我们正常的反应。

当有人跟你说，已经有10天整晚睡不着了。也许家里人会告诉他说，其实你睡着了，我都听到你打呼噜了。到底是睡着还是没睡着？一般睡眠不好的人会很焦虑，觉得自己没有睡着。有一个非常客观的评估标准，就是在第二天看看注意力是不是集中，能不能够正常工作和生活，他的分析力、判断力、逻辑推理能力是不是正常？如果这些都正常的话，就证明他的睡眠质量还是不错的，只是他不知道自己睡着了而已。

关于睡眠问题，我们有很多应对的方法，第一个方法就是正确认识，在此时此刻出现睡眠障碍是一种正常的反应，不要过分担心。第二个方法就是去寻找自己在以往睡眠不好的时候，曾经用过的有效方法。比如有人说睡觉前用热水泡脚20分钟，就会睡得很好。有人说特别愿意喝牛奶，在睡前喝一杯热牛奶也能更好入睡。还有人说，入睡前点上香薰，也可以睡得比较好。还有人说要想睡得好，就要睡前读一本书，听一段音乐。第三个方法是，如果有人（物）可以在睡眠方面帮到你的话，他可能是你的家人，可能是你的爱人，可能是你的孩子，甚至是你的宠物，就要更多地努力创造和他们在一起的时间，从而让你的睡眠变得更好一些。

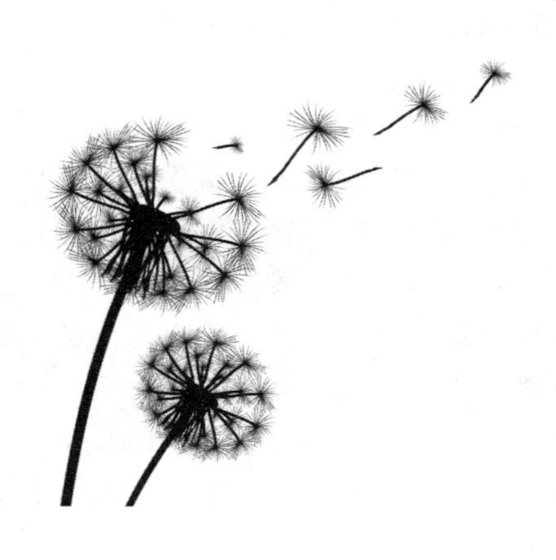

症状加重的情况下，应该如何处理自己的情绪问题?

大家好，我是北京教科文卫科技有限公司的心理培训师李兵兵。疫情发生后，很多机构迅速为大家提供了专业的心理电话咨询服务热线，其中有的来电者就问道，当疫情来临的时候，尤其是在症状加重的情况下，应该如何处理自己的情绪问题呢？今天在此我回答一下大家这个问题。

疫情之下，我们很多人的人身自由受到了限制，可能会引起暂时的恐慌和不知所措，这是很自然的反应。不用过分强求自己保持镇定，情绪太过压抑也会影响后续的一些抗压能力。当我们出现抱怨、愤怒等情绪的时候，我们需要给自己找一个适当的发泄口，比如可以给朋友或者家人打电话进行倾诉，还可以绘画、听音乐、运动，这都是很好的方式。当自己觉得情绪问题比较严重的时候，还可以拨打正规的心理咨询机构开设的热线电话。这样的方式既隐秘专业，同时又便捷。当我们感到沮丧孤独的时候，有没有想过，其实我们自己也可能成为一个助人者，依然可以对他人进行关怀，对他人进行鼓励。同时我们还可以把自己的情绪记录下来，这对于自己是很有帮助的。

最重要的是，内心一定要充满希望，坚信自己一定可以战胜此次病情。焦虑来临的时候，我们尽量不要看一些负面的信息，我们要看更多的正能量的信息，让自己转移注意力，不要让一些不太好的念头继续扩张。同时要让自己动起来，不要总是坐着或者是躺着，让自己有事情可做，把自己一天的时间安排得满满的，让自己有娱乐的时间、运动的时间、进餐的时间、休息的时间。充实的生活和稳定的节奏也让自己的心情好起来。

最后，我们要及时跟医生进行沟通，相互理解，找到最佳的方式方法。此次疫情虽然困难重重，但是请相信我们大家都在一起，全国人的心都连在一起，共同与此次疫情做斗争。我相信在全国人的共同努力下，我们一定可以战胜此次疫情。

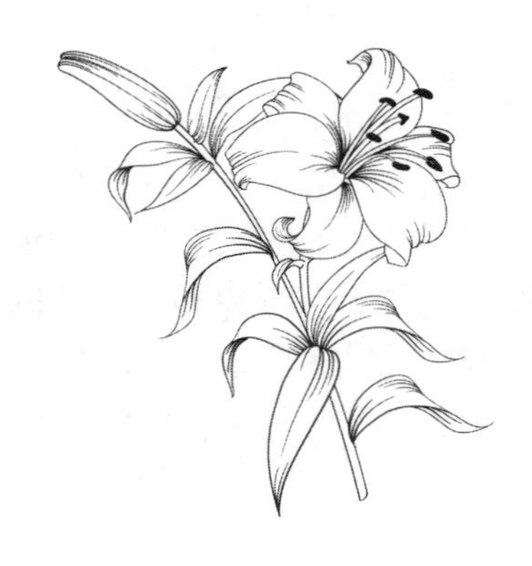

疫情来临的时候，一些压力事件导致夫妻冲突该如何处理？

大家好，我是中央财经大学心理系的教授赵然。今天回答大家一个问题，就是在疫情来临的时候，一些压力事件会导致夫妻冲突该如何处理？我特别想跟大家说的是，这次疫情来临打破了我们原有的生活规律，我们已经有很久没有这么长时间跟家人尤其是夫妻面对面待在一起了。

前两天我在朋友圈看到一个特别好玩的帖子，他说在居家隔离的十几天，把能做的菜全部做了一遍，现在不能炒菜了，剩下来的就是吵架了。这一次疫情的到来，使得人们的生活规律被打乱，很容易产生一些情绪上的压力，过多的压力会导致夫妻冲突。如何看待这种冲突，也许有另外一个视角。把这一次的居家隔离时间当成夫妻相处的一个非常宝贵的机会，大家可以去做一些平常不太有时间和精力做的事情，比如一起看一部特别好看的电影，一起在家里锻炼身体，一起研究菜谱或者是听音乐，或者是两个人一起商量疫情结束后的美好的计划，比如到国外旅行，学一个新的技能，或者是一起做一些创作。

另外，在这段时间，夫妻之间应该加深彼此的理解，比如大家现在不能出去吃饭了，一日三餐都要在家，可能有一个人就会比较辛苦，要洗、要料理、要做。夫妻之间就要充分体谅在居家生活中对方的付出，大家可以彼此愉快地分工，一起合作。能够加深夫妻感情的不仅仅是在一起行动，还有就是彼此的关爱和关心，有爱就要勇敢地说出来。另外这一次也给大家提供了一个机会，对彼此有一些更深入的探索，比如爱人最喜欢的事情是什么？他的过往当中最自豪的经历是什么？在他人生的清单里，还有哪些是希望去实现而没有实现的部分？所有这一切都会让夫妻沟通的质量和深度有很大的提升。

所以我们说疫情来临是一个危机事件，它既是危险，在另外一种程度上它也是一种机遇，这个机遇就是让我们生命中最重要的人和我们彼此心意相通，在一起面对困难，照顾好家人，一起做一些开心的事情。最后祝大家在居家隔离的这一段时间，有好的健康和安全的行动，也有很好的作息规律，有一段甜蜜的生活。

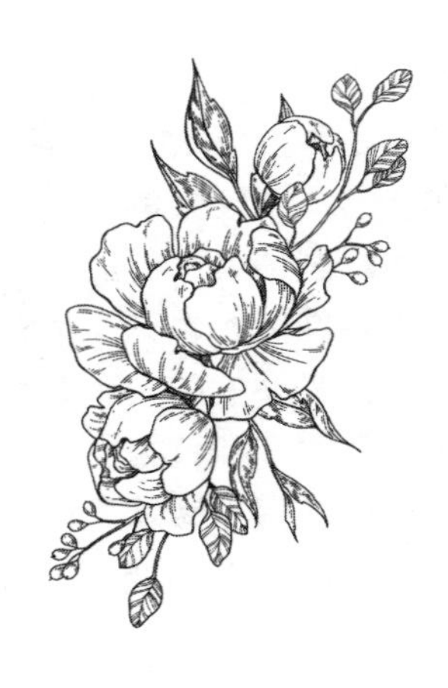

在这一次的疫情中，我无法控制自己的恐惧和焦虑，该怎么办？

大家好，我是中央财经大学心理系的教授赵然，现在大家提出来一个问题，就是在这一次的疫情中，无法控制自己的恐惧和焦虑。这个问题反映了很多人的心声。

在一个志愿服务的电话热线做督导时，我真的遇到了这样的一个案例，来电者是一个20岁的大学生，他特别怀疑自己在寒假回家的途中被感染了，当然他只是怀疑。咨询师和他交谈的时候发现，他行走的路径是非常安全的，他被感染的可能性很小。这个大学生也同意自己被感染的可能性非常小，但是他仍然很恐惧，当咨询师问他恐惧的是什么，他的恐惧点不是因为感染会导致死亡，他恐惧的是他听说非典的时候，入院病人使用了大量的激素进行治疗，而激素会导致股骨头坏死，出院以后生活质量严重下降。他说我只有20岁，如果真的感染了，激素治疗会让我变成残疾人，我该怎么办？也许他的焦虑点在我们看来有点匪夷所思，可真的有很多人会非常焦虑，怕自己被感染。

其实能够克服焦虑的方法有很多，第一个方法就是从官方的渠道了解一些科学的知识。比如新型冠状病毒的传染性很强，但是致死率很低，而且疫苗和一些药物的研制正在快马加鞭地进行。

第二就是要掌握防护的技巧，比如佩戴口罩、勤洗手，在外出的时候，如果接触到其他物品，尽量不要碰自己的一些黏膜组织，像揉眼睛、擤鼻涕等行为就是不可取的。

第三，看到这一次的焦虑给自己带来了什么。当给一位大学生做咨询的时候，这位大学生突然意识到，这么久以来，每次遇到事情，他就会变得非常焦虑，比如刚刚过去的期末考试，他特别怕自己的成绩不好，所以他不吃、不眠、不休，每天学习十几个小时，结果他考到了全年级特别好的成绩和名次，后来他意识到，原来焦虑像一把双刃剑，它给我们带来痛苦的同时，也帮我们行动起来，帮我们达成更高的目标，帮我们更好地保护自己。

另外，也可以让非常恐惧和焦虑的人去学习一下身边的榜样，改变一下对自己状况的认知。同时，一些躯体的锻炼，像跑步、瑜伽、冥想，或者做一些事情，比如画画、做饭、收拾房间等也可以有效转移你的注意力，减轻焦虑的状况。最后祝大家在此次的疫情中健康、安全、快乐。

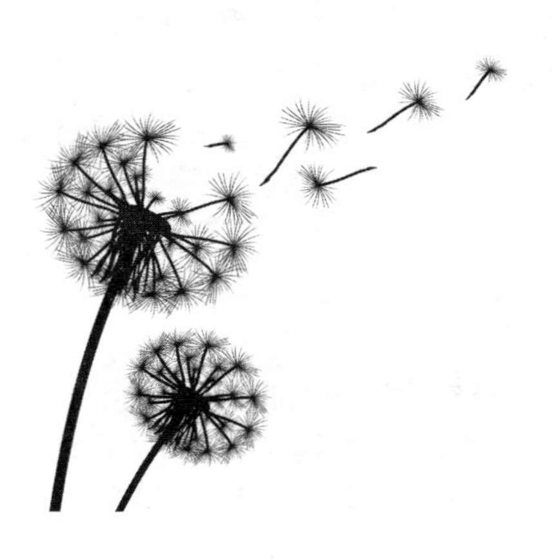

每天看到不断上升的确诊和疑似人员的数字，觉得很无助，怎么办？

大家好，我是北京林业大学心理系的教师杨智辉，我来为大家解答这个问题。每天看到不断上升的确诊和疑似人员的数字，觉得很无助，怎么办？

第一，要接纳现实，坦然接受这个事实，既然事情已经发生了，就不要拒绝、逃避、否认，否则会让我们越来越糟糕。

第二，正视并接纳自己的无助，遇到这件事每个人都不会淡定，都会有一定的情绪反应，这很正常。不要觉得自己太脆弱了，自己意志不够坚定，甚至自我贬低。要允许自己能哭，允许自己有这样的情绪，不要严苛地要求自己。

第三，充实生活，转移注意力。如果我们整日坐着，请站起来伸展一下身体，走动走动，可以适度选择家中的娱乐活动，如听听音乐、多做运动，深呼吸，拥抱可以慰藉你的物体，泡热水澡，甚至做家务，将家里装扮出新年的气息，也可以做平时自己很想做却没有时间去做的事情，做一些让自己能开心起来的事情。

第四，保持正向思维和正向心态，用合理的态度去对待事情，用多角度的思考去发现身边美好的事物，用理性的观点看待目前的情况。

第五，寻求他人的支持。他人语言上的关心或者一个拥抱都会增加我们的安全感和抵抗疾病的信心，减少无助的负面想法。在感到无助时，我们可以主动寻求亲人、朋友、同事等的支持。

如何尽快恢复正常的工作状态？

大家好，我是来自北京沐悦空间心理工作室的国家二级心理咨询师胡梅。对很多朋友来说，2020 年的春节假期与过去有太多的不同，时间虽然拉长了，但“居家隔离”这样的字眼让大家的身心都经历了一种全新的体验。

随着 14 天一个隔离周期的到来，很多朋友就要面临复工了。过去的惯例，长假结束后通常要收心，尽快投入工作中。那么在特殊的假期之后，我们注定要有更多需要调整的地方，做更多的准备。

一般来说我们要做哪些准备呢？第一点，我们要做作息方面的准备，通常假期会让很多朋友的生活作息不再那么规律，起床和睡觉的时间一拖再拖；吃饭也是饿了就吃，不饿就不吃；运动也是从床到沙发，从客厅到卧室，没有多少运动量。这样的生活让原本的生物钟变得紊乱，使得机体不容易进入工作状态。所以建议大家在复工前几天要调整好自己的作息，向工作状态靠拢。

第二点，要做好身体机能的准备。一个隔离的假期或许意味着足不出户，如果再缺少居家锻炼的话，那么身体的各种机能很可能就会下降。比如，如果你一直在家里追剧、玩游戏，眼睛一定会缺少远眺的机会，视力会受到影响。如果你每天的活动量不足，那么有可能你身体的力量和耐力都在下降。也有可能你身体其他的各种反应都在下降。所以为了更好地适应复工后的工作强度，建议在假期保持适当的身体机能的锻炼。

第三点，要做好疫情防控方面的准备。有人说经过了 14 天，我就安全了。其实 14 天的隔离周期只是意味着你当下没有感染病毒，并不代表你不会感染病毒，如果防控不好的话，还是有可能被传染上的。所以复工上班之前，一定要按照政府的号召，好好学习各种群体的防疫防控的知识，以确保做好个人的防控，迎接一个安全的工作状态。

第四点，要做好心理方面的准备。即将上班最容易出现的心理状态就是恐惧，害怕上班增加感染的机会，提到上班就有些排斥，这种心理其实是可以理解的，毕竟当前的疫情比较严重，但是我们也要看到，国家已经在做最积极和最科学的应对了，也为我们公众提出了最有效的应对方法，并取得了很好的效果。所以在充分地了解科学知识的前提下，做好这种自我防控，建立自信，去迎接正常的上班，是没有问题的，大家不用害怕。当然也不能盲目自信，认为病毒不会找到自己。对于盲目自信的人，我们首先肯定自信是一种积极的应对态度，但是没有依据的盲目自信是一种极端的状态，用严谨的科学知识和现实中的事例，多角度地去学习和沟通，保持科学基础上的自信才是真正的智者。我想做好以上几个方面，那么我们去迎接正常的工作，一定是没有问题的。

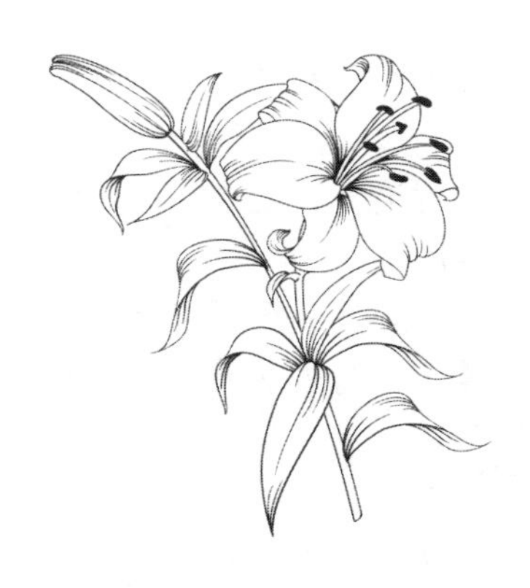

每天过度关注疫情信息，怎么办？

大家好，我是来自北京沐悦空间心理工作室的国家二级心理咨询师胡梅。这场疫情确实关系到我们每一个人，特别是在现在对新冠病毒的认识还不是十分明晰的情况下，我们也看到很多人手机不离手，随时随地点击疫情进展的页面，总是不放心，担心漏掉什么信息，一直不停地从各种不同的渠道获取疫情的消息。还有人对疫情的评论产生过度的卷入性共情，跟着一起愤怒，跟着一起悲伤，跟着一起担心等。

这样的现象其实就属于过度关注了，这是一种信息过载的现象。而这种信息过载的现象最容易导致人们产生替代性创伤。那么如何避免产生这种替代性创伤呢？下面有几点建议供大家参考。

第一，要规定好获取信息的时间段，每天安排好固定的时间来获取疫情的信息。比如给自己做一个规定，早、中、晚各一次，并且要把这个时间的长度也做一个规定。比如，我们每天获取疫情信息的时长不能超过一个小时，制定好这些计划以后给自己做一个承诺。心理学上有一个承诺一致性的原理，人们的行为会更指向与承诺一致性的方向。所以做这样的一种承诺对我们是有帮助的。

第二，规定几个权威的信息源。当前形势下会有各种渠道浮现出各种各样的信息，有些信息可能并不是那么真实，所以我们也没有必要求全，给自己规定几个权威的信息源，我们只需要从那里了解信息就可以了。

第三，学会调整认知。疫情发展的真相和一个人反复刷信息并不呈正相关，掌握有效的信息、科学的信息、官方的信息，就足以达到我们关注的目的。真正影响疫情发展的反而是每个人的行为。同时在政府如此透明的操作中，对信息的积极关注是有益于我们个体的防护的。

第四，保持客观的觉知，保持对自我状态的合理评估，能够清晰知道自己处在一种什么样的状态，包括自己的身体状态、心理状态和社会适应的状态。无论什么时候，都应该保持一种客观，保持一种稳定的情绪。只有在这样的状态下，我们才能做出最具有智慧的决定。

第五，学会及时寻求帮助。当我们一旦发现自己沉浸在某种情绪中，而且已经无法自拔的时候，我们首先可以寻求家人或者朋友的帮助，但是如果仍然无法解脱，就要学会及时地向专业人员求助。

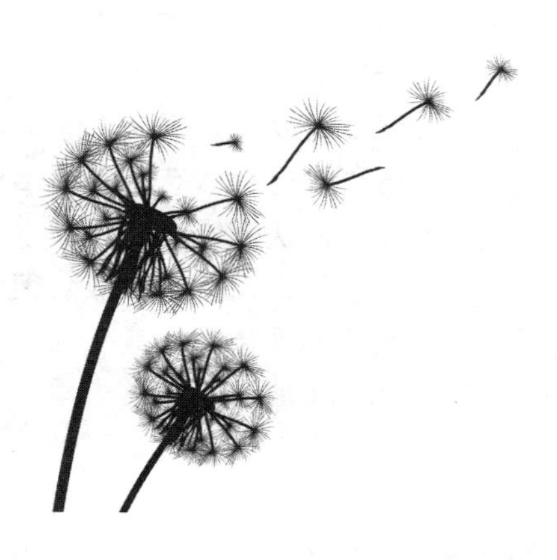

担忧小区消毒不到位怎么办?

大家好，我是来自北京沐悦空间心理工作室的国家二级心理咨询师胡梅。通过这次疫情，人们对各种消毒隔离措施的认识有了大幅度的提升，在关注自我消毒防护的同时，对环境消毒防护措施也加大了关注，其实这是一种正常的心态。作为一名小区的业主，去监督和督促物业部门做好消毒防控也是应该的。但是，如果出现了过度的担忧，或者是无法控制且持续不断的关注，那么就有可能超出了正常的范围。

比如有的业主会担心自己小区的垃圾桶有没有消毒，有的业主会担心电梯是否按时消毒，有的业主会要求物业出示照片和视频，这样才能放心消毒情况，以上这些现象有可能已经超出了正常的范围，属于一种不正常的现象了。对于这样的一个现象，我们要做什么？下面有以下几点供大家参考。

第一，我们要了解自己的行为状态。当你出现了一种无法控制的、持续不断去关注的症状时候，有可能里面就已经包含了强迫性症状的一个特点。强迫性症状一般会包含强迫性思维和强迫性行为两种。在刚才的现象里面就有强迫性思维。比如你会有一个想法一直持续不断的出现在脑子里，那就是物业消毒到底怎么样？这个想法一直在脑子里，它就是一种强迫性思维。如果你不由自主地总是从猫眼里去看，看工作人员到底有没有消毒，消毒的情况是怎么样的时候，有可能就已经产生了一种强迫性的行为。每当我们出现这种想法或者行为的时候，首先要意识到，我们已经出现过度关注的症状了。

第二，我们要学会顺其自然地处理这个现象。对于强迫性症状，在心理学中有一种处理方法叫森田疗法。它里面有一个核心的观点就是要顺其自然。顺其自然去对待强迫症状，一方面可以不强化症状，另一方面就是不把你的注意力固着到这个症状上，这样可以在一定程度上打破精神交互的作用，从而缓解这个症状。

第三，要“为在当下”。比如你正在打扫卫生，突然你的脑子里出现了物业的消毒情况怎么样。只要你意识到这个想法的出现，你就要把它当作一个想法，把它当成一个存在去看待它，而不是被这个想法所带走，被这个想法里的内容所支配，或者说你一定要去消灭这个想法，这些都是不可取的。我们要带着这种想法回归到打扫卫生当下的行为中。这就是“为在当下”。为在当下可以将注意力集中在你正在做的行为上，这样不仅可以打破精神交互的作用，还可以缓解焦虑和抑郁的情绪状态。

第四，要学会及时地求助专业人员。一旦你出现了上述的这些症状，那么你就要想办法去调整。如果没有得到很好的效果，或者依然无法自拔，依然困扰自己，这时候你就要有寻求专业心理帮助的意识，让专业的心理工作人员帮助你处理当下的情绪，处理当前的困惑。

小区里出现了确诊病例怎么办?

大家好，我是来自北京沐悦空间心理工作室的国家二级心理咨询师胡梅。我来为大家解答这个问题。小区里出现了确诊病例，作为同一小区的居民，想了解更详细的情况是很正常的。在没有获取更详细的信息之前，心里有些不踏实也是很正常的。从心理学角度来讲，对不确定的事件，人们很容易产生的就是焦虑和担忧情绪，而焦虑和担忧的背后其实是无助和害怕。

面对这样的情况，我们可以采取如下的方法。

第一，想办法消除担心，同小区有确诊病例，也就意味着患病的风险增大。我们最担心的无非就是自己被传染上，那么这时候我们就想办法让自己不被传染。通过当前我们所了解的信息，我们可以确定最大可能不让自己被传染的做法就是居家隔离，勤洗手、戴口罩、勤消毒等，同时保持好充足的睡眠和营养来提升自己的免疫力。而确诊患者的具体情况虽然很重要，但它并不是避免风险的最重要的因素。通过这样的分析，我们就可以让自己的担忧有所降低。

第二，建立自信，这次的疫情防控中，社区防控是一个很重要的手段。我们要相信在国家联防联控的战略指导下，各级政府一定会把握好信息通报的机制。对国家、对社会、对个人建立充足的信心，将会对防疫起到积极的推动作用。

因为担心而反复量血压，这是怎么回事？

大家好，我是肖存利，精神科主任医师，来自北京市西城区平安医院，我来和大家一起聊一聊，因为担心而反复量血压是怎么回事。

在临床上，我们会发现，尤其在内科，很多医务人员给我们反映，有一些老百姓给他们打电话，说自己反复量血压，自己的血压有问题，要求住院。这好像和目前疫情下的状态是完全相反的，因为在以往，我们会听到大量声音躲着不来医院，那么现在又要求住院，觉得医院才是安全的，这又是怎么回事？

对于反复量血压，我们把它叫作重复性的强迫行为。这是疫情期间，因为担心而引发的一个行为。在紧张、恐惧的不确定的情况下，人自然会有很多重复行为。我们发现，每个人在紧张的时候，都会不自觉地出现一些行为。比如，有些人是拿着水杯喝水，有些人是反复走动，有些人是反复询问求证。这些行为都是内心的不确定在行为上表现出的反常重复。

在这个过程中，无论是家里人，还是我们的医务工作者，都要这样告诉患者，首先要平复情绪，不要用指责性的语气去说他，要安抚他，因为他正处在一个很恐慌的状态，需要理解他是因为心里觉得不踏实才要去量血压的。如果以前是一天量十次血压，我们现在是不是可以量三次或者四次，这样也许会让他踏实下来。

其次，我们要将量血压的行为合理化。合理化的时候，他觉得他这样反复要求量血压的情绪，量血压的行为，不带有羞耻感，是可以接受的，那么也就可以平复一些情绪。

总之，在处理这种应激状态的时候，每个人的方法和行为还有他的想法是完全不一样的。我们要因人而异地去帮助他们。

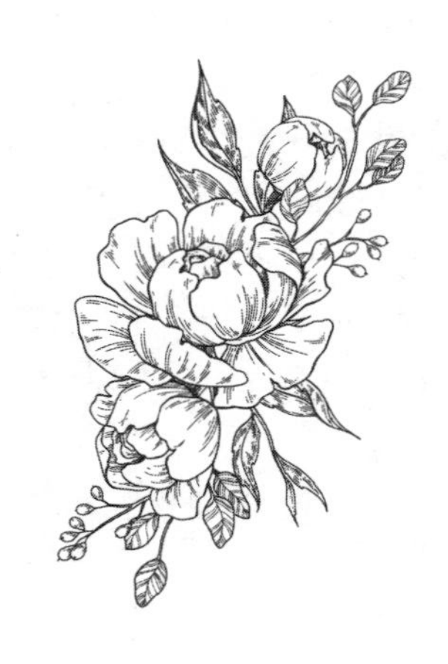

有些患者反复洗手是怎么回事？

大家好，我是肖存利，精神科主任医师，来自北京市西城区平安医院，由我来和大家聊一聊，有些患者反复洗手是怎么回事。

在日常情况下，我们回家会洗手，上完厕所会洗手，做饭前或手脏的时候也会洗手。在临床中，我们发现有一些患者一上午都在洗手，洗手就是一天的任务，到了水管跟前就不能自拔，这就到了一种疾病的状态。在疫情期间，有一些人也会反复洗手，因为现在所有的宣传资料中都在说，要戴口罩、勤洗手。那么到底什么样的反复洗手是有问题的？我觉得，在正常状态下的洗手是可以理解的。而对于不管什么情况下，如果不洗手自己就难受，老觉得自己的手是脏的，甚至自己整个人是有细菌的，总是不停地用消毒液来洗手，我们可能就要考虑这是不是一个强迫的现象。

我之前在门诊的时候曾见过一个患者，这个患者拿 84 消毒液把自己的手泡得全部是破的，而且他进诊室的时候，要求周围的人都离开，要给他把门打开，他把手伸得高高的，才进到诊室里边。进入诊室也不坐，一直站着。在这样一个临床的极端案例里，我们会看到，这实际上就是一个典型的强迫症患者。疫情不见得会直接诱发出强迫，因为强迫本身有它的一些机理存在。但是疫情确实会使得一些人的洗手频次明显增加，超出了日常，甚至慢慢引发出一些强迫的现象，这一类是我们要注意的。洗手次数越来越多，而且到了后面，自己不洗手就难受，甚至逃避去洗手，洗和不洗变成了一个让自己很强制、很难受的一个观念。这时候我们就要去关注了，有可能是进入了疾病的状态，就需要找临床医生去看一下我们到底是怎么了。

疫情期间，在医院看到有人用唾液数钱就逃避是怎么回事?

大家好，我是肖存利，精神科主任医师，来自北京市西城区平安医院。今天由我和大家一起来聊一聊我们看到的一个真实的现象，疫情期间，一个患者在看病的时候，看到他前面的一个人摘下口罩，用手蘸了一下唾液数钱。然后这个人不再看病转身离开医院，这是一个什么样的心理现象?

不同的人有不同的生活习惯，假如把前面用唾液来数钱的人称为 A，把后面看到这个情景就不去看病的人称为 B。那么，我们会看到 A 其实有一个不良的生活习惯，尤其在疫情期间，用手蘸唾液然后再去数钱这样的行为，更是存在一定的危险性。

对 B 来说，我们会看到他是在内心里把事情放大了。在疫情期间，因为恐惧，我们会无限放大很多事情，这是比较常见的一种情况，也是一种正常的心理现象。B 会认为用唾液蘸手再去数钱，是不是有飞沫传出去了? 钱经过很多地方，经过很多人的手，是不是会比较脏? 交到收费处的钱也是如此，从而放大到所有的钱都是脏的，这个人走过的轨迹和地方都是脏的，甚至医院、公交车等很多的公共场所，可能都会被定义为有危险，被定义为很脏。这就是在疫情状态下把情绪放大的一个现象。紧随而来的是行为上的改变，即看到这种现象之后就会逃离。

不同的人在这种情况下，他的心理反应可能是不太一样的。那么对 B 来说，他选择了放大这个行为并且逃离的方法。

家里没有口罩，但又要去上班了怎么办?

大家好，我是肖存利，精神科主任医师，来自北京市西城区平安医院。由我和大家一起来聊一聊，家里没有口罩，但又要去上班，觉得比较恐惧，又觉得很不公平，怎么办。

疫情暴发以来，大家高度关注有关疫情的各种信息，同时也会对外出产生一种恐惧感。出门后发现所有的小区、所有的公共场所都要求戴口罩，不戴口罩是不允许进入的。可是现在又真的买不到口罩，又必须上班，这样就出现一对矛盾，一方面要出去，另一方面又没有保护。

在这种情况下，人可能就会表现得比较无助，也很无奈，不知道怎样解决这样一个问题。有些人可能会特别生气、特别愤怒，会指向周围：凭什么别人有而自己没有？凭什么让我去上班？很多这样的负性情绪在这个时候都会出现。然而，愤怒和抱怨等情绪，对于解决问题来说是无用的，情绪发泄完了以后问题还在那里。

这时候需要的是真正去解决问题，而不是负性的情绪表达。目前在疫情状态下，口罩确实变成了一个稀缺资源。对于所有要去上班的人来说，如果没有口罩，我们可不可以做好防护？也许有一些方法，比如我们现在从网上能够看到有一些自己在家做口罩的视频，像把毛巾或者是纱布块，还有保鲜膜等放到一起自制口罩。除此之外，我们是不是可以把防尘口罩还有既往的那些纱布口罩改装，简单地加一层过滤膜或者其他防护层，或者寻求帮助，找周围朋友去问一问代购。总之，解决的方法是五花八门的，要开动脑筋想各种办法去解决。

疑似病例不断增加，担心自己会得病怎么办？

大家好，我是北京回龙观医院北京心理危机研究与干预中心的副主任梁红，今天跟大家分享的题目是疑似病例不断增加，担心自己会得病怎么办?

第一，我们要增强对自身状态的理解，现在很多反应都是非正常事件的一个正常反应，所以我们要认识到每个人在经历重大负性事件后，都会有焦虑和担心这样一些负性情绪，这些都是正常的反应。接纳和允许自己有这些情绪，并且可以适度地宣泄情绪，实际上是一种适应性的表现。

第二，保持稳定状态，维持日常的生活规律和稳定的心理状态，这样是有助于减轻压力的。比如，保持我们稳定的居所、规律的进食和休息、稳定的心理状态。可以通过一些稳定化的技术，比如深呼吸、弹琴、听音乐、瑜伽等来实现。

第三，我们要采取积极的应对措施。根据国际心理援助准则，采取积极的应对方式，包括规律的生活，获得良好的社会支持。与信任的人和家人、朋友交流和沟通，做一些自己感兴趣或者能够维持愉快感的事情。注意要避免消极应对，不要过量地饮酒、吸烟、服用药物，也不要过度地工作和过多地睡眠。以上这些小提示可以帮助你减轻自己过多的忧虑。

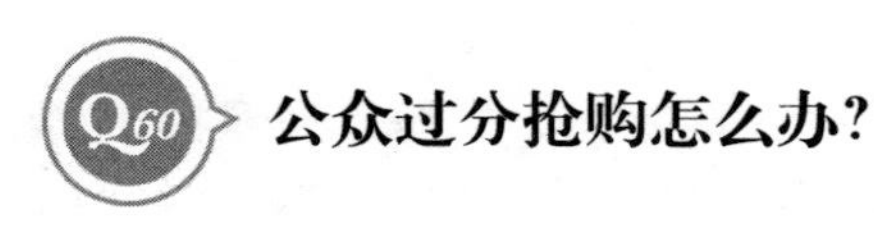

公众过分抢购怎么办？

大家好，我是北京回龙观医院北京心理危机研究与干预中心的副主任梁红。在疫情防控期间，有很多群众会过分担心，担心资源不够，担心很多日常用品的短缺，所以有时会出现抢购的现象。那么如何缓解这样一个心理状态呢？其实我们的担心，还有我们这种抢购日常用品、防护用品，特别是抢购口罩的行为，都表现出我们对自身安全的一种不确定性。

其实这种不确定性，也是在危机状态下常常出现的反应。所以在这里我们的调整有三大原则，第一个就是全面观察，第二个是了解信息，第三个理性应对。

第一，全面观察什么呢？其实我们每个人都了解我们自己的生活，了解我们家庭的生活，所以我们怎样合理地去规划生活，首先在于我们怎么观察，我们每天要消耗多少，我们有多少人要共同用餐。在这种疫情下，有很多人可能是家人聚集在一起，长期一起生活。和日常的上班不同，上班时有很多上班族白天不用在家里吃东西，不用消耗一些日常的用品。但是在节日或者是我们延长放假期间，可能在家中吃饭的人口会增多，所以在这个时候我们要去用心观察，我们日常到底需要什么样的实际用品，我们家里有多少储备，这些储备可以用多长时间？而且有一些食品是不适合长时间存放的，比如新鲜的蔬菜等，所以我们首先要了解我们自己所需要的、所能消耗的。

第二，我们要了解信息，了解信息非常重要，我们要学会聪明地了解信息，学会选择真实的信息源。不仅要了解疫情的防控信息，还要了解市场供应的信息。尤其在节日期间，可能会出现一些日常用品的短缺。但是我们可以从很多的主流媒体了解到，这样的一种短缺已经得到了调整，政府给予了很多的政策性的支持。我们也会看到，其实有很多超市，所有的这些日常用品都能满足供应，所以我们要充分了解这些实际的情况，而不要盲目地去恐慌。其实一开始的这种焦虑恐慌是可以理解的，但是长时间这样恐慌会影响我们的生活。我们囤积很多的东西，不免有一些从众的心理，看到别人在抢购的时候担心自己以后买对到，这样其实会更增加我们的这种焦虑不安，所以充分了解实际的信息是非常重要的。

第三，我们要做好理性的应对。我们日常生活可能需要很多必需品，当我们的必需品出现短缺，需要采购的时候，我们要做好自身的防护，戴好口罩，避免过长时间在人流拥挤的地方停留。买到我们所必需的用品后，我们就要及时回家。回家首先要洗手，做到防护的卫生要求。这样就可以减少感染的概率，同时也可以保证我们每天可以采购到必需的用品。

如果我们做到上面这三点，也就是全面观察、了解信息、理性应对，大家的这种过分担心和焦虑的心情就会得到平复。

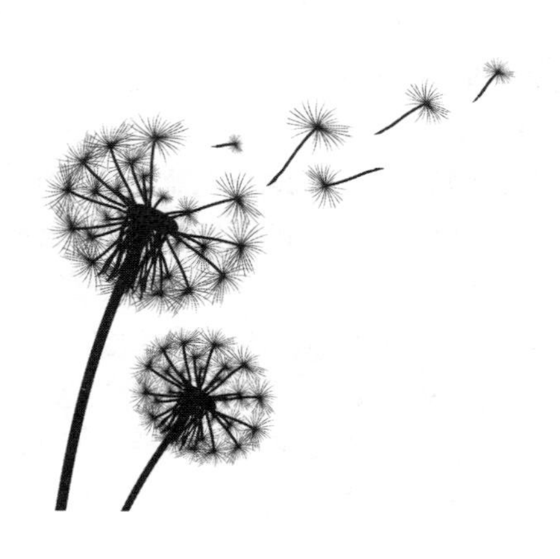

看到负性消息就转发，这样的心情怎么缓解和调整?

大家好，我是北京回龙观医院北京心理危机研究与干预中心的副主任梁红，我来为大家解答这个问题。有些人总担心自己感染了新冠肺炎，不停地摸额头、量体温，有的人会不停地刷微博、看消息，看到负性消息就转发，这样的心情怎么缓解和调整?

第一，我们要接受自己的适度焦虑，因为适度的焦虑是在应激的情况下对非正常事件的正常反应，而且适度的焦虑可以提高人们的应对能力。

第二，保持规律，在这里跟大家介绍几个方面的注意事项。首先就是规律生活，每天适度关注疫情，了解疫情防控知识，最好安排在每天固定的时间，每天不要超过一小时。定时测量体温，不用过多调整生活状态，按日常的生活规律生活，保持身体健康，饮食清淡、充分饮水、充足睡眠。其次，规律联络，找到信赖的家人、朋友聊天，通过微信、电话、网络等联系，虽然我们不鼓励大家聚集在一起，但是和你一起居住的家人还是应该多聊天。

第三，适当活动。如果感到不能放松，可以做一些深呼吸，听听音乐，做一些平时可以使自己感到愉快的事情。也可以利用这段业余时间培养自己的一些爱好，比如看书，做些小手工。如果发现体温增高及不适，请随时就诊。

在疫情期间因过度担心睡眠不好怎么办？

大家好，我是北京回龙观医院北京心理危机研究与干预中心的副主任梁红，在这里和大家分享在疫情期间因过度担心睡眠不好的解决方法。疫情来临，大家都处于一种焦虑的状态。有一些人因为过度焦虑影响睡眠，特别是日常就有睡眠问题的人更容易出现睡眠状态的改变。这里跟大家一起分享几个方法来调整自己的睡眠。

第一就是要有一个良好的睡眠环境。在晚上睡觉的时候，我们要保持卧室环境安静、舒适，而且一定要让卧室避光；合适的居室温度也非常重要；特别提醒大家不要反复看闹钟，这个时候尽量把表放在一些不太容易注意到的地方。

第二就是保持良好的睡眠习惯。规律的作息时间对于睡眠非常重要。有困意再上床，不要在床上消磨过多的时间。每天建议在同一时刻起床，即使在休息日。我们要避免在床上玩手机、看电视、看电脑，在床上更多的时间是用来睡觉的。睡前不要做过高强度的运动，或看一些过分刺激大脑兴奋的一些东西。睡前可以做一些动手、动脚、不动脑的事情，让自己慢慢地产生困意。睡前不要让自己吃得过饱或者过度饥饿。白天不建议过多补觉，必要的话，中午休息时间最好不超过一个小时。

第三就是合理安排活动，规律进行体育锻炼。每次锻炼最好维持半个小时。做一些家务，做一些自己喜欢的事情，可以和家人一起做饭、打扫房间，也可以通过规律的呼吸练习和放松训练，帮助自己放松身心。

第四就是适度关注疫情，睡前尽量避免查看与疫情相关的信息，避免睡前让自己感到精神紧张或者恐惧。紧张、恐惧等情绪不益于良好的睡眠。如果我们的睡眠持续发生问题，比如每周有三次出现睡眠问题，每个晚上起夜的次数超过了三次，或者每次躺下到入睡都超过 30 分钟，这都提示我们的睡眠出现了问题。如果睡眠问题持续了一个月，那就建议寻求专业的医生的帮助，不要自己盲目地乱吃一些助眠的药物。

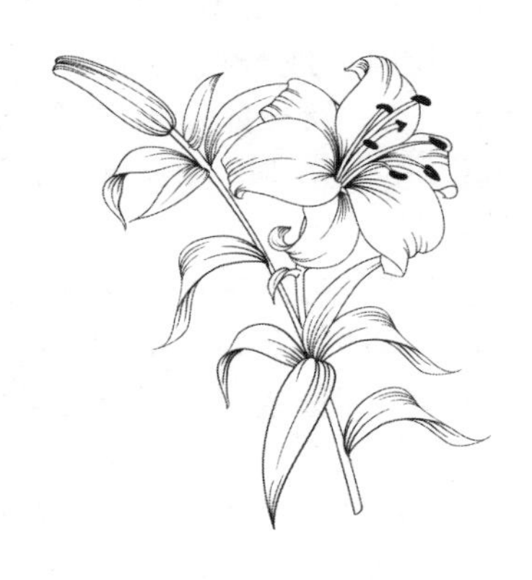

老是担心自己或者家人患上新型冠状病毒肺炎怎么办?

大家好，我是沁园心理服务中心的魏广东，我来解答这个问题。

我们要明白，我们为什么这么担心自己患上新冠肺炎？最主要的原因就是自新冠肺炎疫情暴发后，相关的信息特别多。朋友圈、电视新闻里的大部分信息都是关于新冠肺炎疫情的。铺天盖地的信息量给我们造成一种恐慌感，使我们产生焦虑感。我们产生恐慌的原因，可能还在于信息量的过多，或者我们暴露在一个信息爆炸的状态中。如何减少这种恐慌，减少这种过度的、不必要的担心呢？

第一，减少对不必要信息的关注，尤其有些信息不是那么准确，甚至是不对的。有些不准确、不对的信息，可能表现得更有视觉的冲击力，给我们造成的恐慌感也就越强。那样的信息我们就要少关注。我们主要关注哪些信息呢？关注主流媒体的、专家发布的信息，相信我们的主流媒体和专家，按照他们的指导去做就可以了。

第二，我们在家生活期间，要合理安排自己的起居，生活规律化，按时睡、按时吃饭。一旦我们的生活规律了，我们就会有一种正常感，有一种和平时的生活没有什么太大区别的感觉。这样我们心理上也会随之安静下来，镇定下来。

第三，我们还可以做一些相关的、有意义的事情。比如看一本书，发展一个自己的爱好，甚至养花种草等，这样也可以分散一下我们的注意力。

第四，如果你确实感觉自己的心理反应比较强烈，以至于这种恐慌感、担心感造成了你的失眠，建议大家跟我们的心理志愿者，或者说相应的心理专业工作者进行联系，寻求专业的支持和专业的帮助。

隔壁小区发现确诊病例，想到很有可能在超市中碰见过，害怕被感染怎么办?

大家好，我是北京市通州区大家心理服务中心的主任熊汉忠，也是北京师范大学的心理学博士，现在我来为大家解答这个问题。

首先，我想说这种担心和害怕是非常正常的，也是人们遇到危险的时候，一种正常的心理反应。或者说是我们人类所具有的一种很好的能力，即对危险的觉察能力。如果没有这种能力或者这种能力比较差，我们可能会经常出现在非常危险的地方，或者做一些特别危险的事情。适度的担心和害怕不仅没有坏处，反而对我们的生存是有益处的。它可以作为一种信号，提醒我们有危险，要注意了。这样我们就会更加小心，因此它是有利于我们更好地保护自己的。

其次，在行为上我们也可以做出相应的调整。毕竟是隔壁小区有确诊病例，因为有在超市相遇的可能性存在，所以在行为上我们自我隔离一段时间也是非常有必要的。可以留心观察自己的身体状况，观察两周，如果没有问题就万事大吉。当然如果万一有什么可疑症状，我们就要提高警惕，随时就医。少出门，尤其是少去超市，请戴口罩，勤洗手，家里多通风等。其实去超市排队时，我们也可以增加与前后顾客的距离，这样既利人又利己，从而减少病毒感染的机会。比如，我们小区今天排队买菜的时候，大家都非常自觉地拉开与前后人员的距离。另外，我们也可以联系小区所在的居委会，让他们组织商家直接把菜运到小区里面来卖，这样可以减少去超市的机会，降低受感染的风险，把危险减到最低，我们这种害怕的感觉自然也就会减轻了。

最后，还要提醒大家，避免因为错觉而过分害怕，或者过度反应。什么错觉呢？害怕被感染与已经被感染实际上是两个完全不同的概念。害怕被感染，它是一种心理感觉。而已经被感染，实际上是一种实际情形。有时候，有的人会很容易混淆这两个概念。因为害怕被感染，所以他们就有一种好像已经被感染的感觉。这种错觉就可能会导致他们出现过多的恐慌、焦虑、紧张等，甚至吃不香、睡不着，这就没有太大必要了。

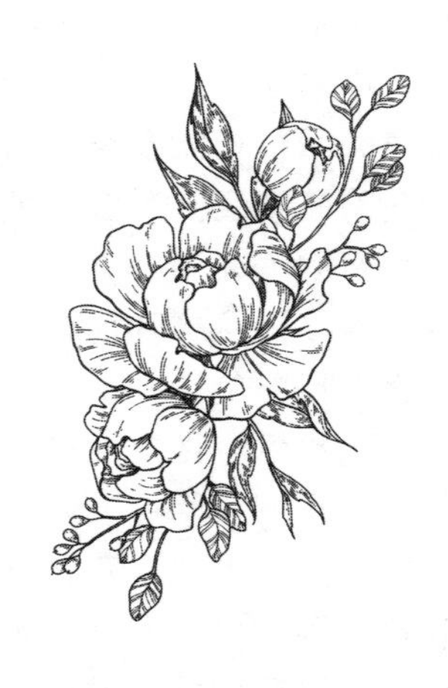

同一栋楼房的居民被确诊，自己内心惶恐，有一种大难临头的感觉怎么办？

大家好，我是北京市通州区大家心理服务中心的主任熊汉忠，也是北京师范大学的心理学博士，现在我来为大家解答这个问题。

我们每个人都会有这样的一种体验，就是离危险越近，我们的恐惧情绪就越浓、越强。比如有一条毒蛇，分别在1000米远、100米远和1米远的时候，我们的感觉包括恐惧感肯定是不一样的。在1000米之外我们根本看不见，我们可能是听说那边有一条毒蛇，我们也许可能就没有这种恐惧的感觉。但是100米远也许我们就会依稀看到，那么这样我们的恐惧感可能会提起来。但如果就在我们眼前的话，我们的恐惧感肯定就要强得多得多。我们会紧张，也许我们的毛发都会竖起来。这是我们人类的一种正常的反应，所以同一栋楼有了确诊病例，比隔壁小区有确诊病例，我们的恐惧感肯定会强得多得多。

但是我们必须接受这种包括恐惧在内的情绪，尤其是消极情绪。害怕和恐惧，它们实际上是一种信号，对我们起到一种警示作用，提醒我们要采取相应的正确行为，去规避这种危险，让我们的危险减少。那么通常来说，我们怎么去做呢？我觉得可以从三个方面入手，即觉察、评估和行动。

第一，觉察什么？正如我刚才提到的蛇与我们的距离，我们要觉察危险的距离到底是多少？比如说同一栋楼的确诊病例，他跟我们是同一个单元的吗？还是我跟他有没有什么联系？我是否有可能接触过他？

第二，评估，我们要对危险性的大和小，强和弱有一个大致的评估。危险大小不同，我们采取的措施实际上也就不同，比如蛇在100米远的地方，我们可以采取跑或躲，而如果蛇在1000米外，我们完全没必要采取什么行动。同理，如果与确诊病例有过相对比较近的接触，比如说过话，那我们应该积极上报，主动隔离自己，同时密切关注自己的身体状况。我们虽然不期望这样的事情发生，但是如果发生了，单纯害怕是解决不了问题的，重要的是要采取相应的有效的措施，尽力去挽救，或者避免更坏的情况发生。当然，如果不是同一个单元，我们根本就不知道这个人。那么这危险性相对来说就小一些了。

第三，行动。针对我们评估的危险的大小，采取相应的不同措施。若危险较大，那么可能就需要隔离了。如果没有密切接触，我们的危险相对比较小一点。这样的话，我们可以在家里做一些相应的消毒，留心观察自己，可以让我们远离我们刚刚所评估的这种危险，最终让恐惧情绪逐渐淡化或者消失。当然我们也可以联系物业，在有条件的小区可以将楼道进行全面的消毒，没有条件的话，我们也可以自己经常消毒。

我们不要把精力过多地放在恐惧情绪本身，而要注意恐惧情绪背后的一些警示作用，从而采取相应的措施，尤其是建设性的措施。这样就有利于降低危险，更好地保护自己。

需要去小区门口自取外卖快递，恐惧出门怎么办？

大家好，我是心理咨询师桂敏，我为大家解答这个问题。家里的存货都已吃完，虽然可以叫外卖，但需要出门去小区门口自取，恐惧出门怎么办？这种情绪我十分理解。这次病毒很厉害，传播快、传播范围广，去公共场所确实有危险因素的存在，心里害怕很正常。这是我们面对公共卫生事件，大家都会有的情绪反应，叫灾害应急创伤反应。

在这种情况下，我们首先要接纳自己的情绪，要明白不是我们脆弱不坚强，而是大事件确实需要引起我们的重视，需要我们认真对待。出门前我们可以按照医学专家的要求进行预防和自我保护，戴上口罩、穿好衣服，拿一支戴笔帽的笔，用笔代替手指，按电梯按钮，用完扣上笔帽。在户外不要用手触碰眼睛和口罩外的地方，与人保持一米以上的距离。联系好快递员之后，让他把东西放在不远的地方，你再去拿，这样可以避免直接接触。

回到家进门前把快递外包装拆掉，放在室外通风处。把鞋底喷洒酒精消毒。进门第一件事先认真洗手，然后把外衣和口罩晾在阳台通风处。另外，我们要多听听正面的消息，客观看待疫情，给自己增加安全感。多给自己积极暗示，促进积极情绪，做深呼吸、蹲起或其他有氧运动。听音乐、看电影、听相声、看喜欢的书，或者跟家人聊天、做游戏等都是降低焦虑、消除恐惧的好方法。总之，认真做好防护，杜绝病毒入侵，保持平稳状态，安心享受居家生活。

参与培训活动后发现有确诊案例被强制集中隔离，心里觉得很倒霉、很委屈，不能接受怎么办？

大家好，我是北京市通州区大家心理服务中心的主任熊汉忠，也是北京师范大学的心理学博士，现在我来为大家解答这个问题。如果真的发生了问题中所说的事情，我觉得有两点是必须做的。第一，行为上我们只能无条件服从相关部门的安排，比如强制隔离。抗拒隔离是一种违法违规的行为，也是我们每一个理性的人不应该做的。

第二，通过调整自己的情绪去缓解这种所谓的倒霉、委屈以及心理层面的不接受。运气这个东西我们是无法把控的，运气不好的时候，确实会遇到一些所谓的倒霉事儿。比如在参加的培训活动中发现了确诊病例，然而事情已经发生了，而且事件本身我们又无法预期，也没有办法去把控，所以我们只能通过改变自己的想法，从而改变自己的情绪和感受，进而改变自己的行为。有的人常常会陷入一个误区，总是耿耿于怀已经发生的和无法改变的一些坏事：我怎么总是这么倒霉，我为什么参加这个培训，没有参加多好，真不该参加这个培训，就是某某叫我去的，我恨死他了等。

这样的想法，你想得越多，肯定会越难受。但实际上想的方向错了，我们可以换一种想法。比如：让我隔离总比我被感染好吧？所以目前没有被感染，应该还是值得庆幸的一件事情。这么一想，委屈的情绪肯定会小一些。

在目前这种情况下，强制隔离是对与已经感染的人有过密切接触的，或者说有可能感染的人所采取的一种必要的措施，目的是既保护自己，也保护他人，以避免病毒在更大范围内传播。而且在隔离期间，相应的医学观察和必要的治疗肯定也是最好的，对自己和家人肯定也是最安全的，我们所付出的只是一段时间的相对不自由而已。实际上目前相对不自由的人太多了，我们目前绝大部分人都是整天待在家里，其实也差不多。我们坚信疫情一定会逐渐好转，我们最终也一定会取得胜利，当然，这需要我们大家一起努力。

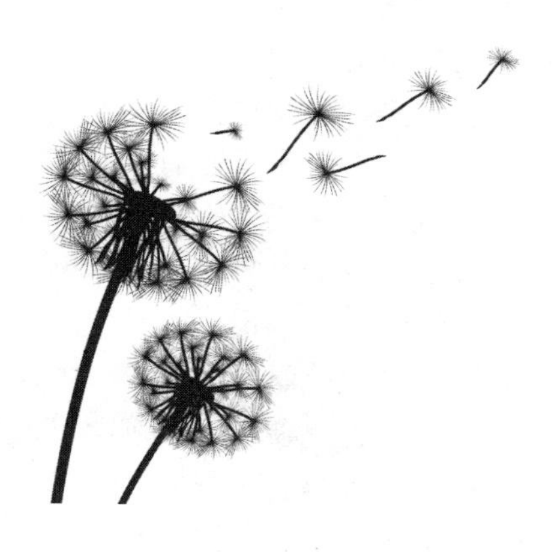

与确诊病例坐了同一节火车并无症状出现，害怕在集中隔离中被感染怎么办？

大家好，我是北京市通州区大家心理服务中心的主任熊汉忠，也是北京师范大学的心理学博士，现在由我来为大家解答这个问题。

首先，我觉得还是要小小庆幸一下，因为目前并没有症状，也就是说被感染的可能性相对要小一些，不是每一个坐在同一车厢的人都会被传染，传染与否与距离的远近、接触了多少、我们身体的免疫力等各个方面都有关系。

其次，我们也要避免一种侥幸心理，就是我可能不会被感染，从而不愿意被隔离。我们经常说期望最好的结果，但是要做最坏的打算，所以我们采取的最有效和最正确的措施，其实也是为了达到最好的结果，就是被隔离。一方面是为了缩小病毒的传染范围，另一方面也是便于医学观察，及时发现可疑症状，并及时采取相应的医疗措施，早发现早治疗。钟南山院士也说，目前这种隔离，早发现、早治疗是应对新冠肺炎最有效的措施。

最后，担心被集中隔离，害怕被感染，这种心理确实也是可以理解的。但我们自己可以做什么呢？我觉得我们应该先相信政府在制定这一举措时也会想到相同的问题，并且一定会有相应的预防措施和对策。另外隔离可以使病人第一时间被发现，第一时间被治疗，这也是有利于我们隔离者的。

当然我们自身也可以在隔离期间采取更加完善的自我保护措施，比如始终戴着口罩、勤洗手、通风消毒，以及跟其他的被隔离者保持相应的安全距离等。我们还应该对自身的身体状况更加留心观察，不能大意。

因疫情对自己事业的发展和收入产生了很大影响，觉得前途渺茫，不知道何去何从，怎么办？

大家好，我是心理咨询师桂敏，我为大家解答这个心里的疑问。因疫情对自己事业的发展和收入产生很大影响，觉得前途渺茫，不知道该何去何从，怎么办？很能理解这种不安的感受，我想很多人都跟你我一样，原本的计划和安排都被打乱，事业发展和收入上或多或少都会有损失。在突发的疫情面前，现在举国上下全民抗疫，全国各地的医护人员奔赴湖北支援，还有许许多多的企业和个人不计得失，积极捐款捐物。作为普通公民，我们此时此刻能做的贡献，就是坚决响应国家的号召，积极配合相关要求，不计个人得失，安心居家隔离，预防病毒传播。

人生路上会有很多事是我们不能控制和无法预计的，我们要学会从突发事件中寻找积极的因素，看到希望和发展的一面。在居家隔离期间，我们可以多收集一些与个人职业发展相关的资料，丰富一下行业的知识，跟信任的人交流想法，跟同路的人一起探讨，给自己做一个职业的规划。

生活要作息规律，要保持一个积极正向的思维。在烦躁不安的时候，也允许自己发会儿呆、洗个热水澡、做做运动，跟家人一起做游戏也很好。要相信疫情终将过去，生活将逐步走上正轨。我们要抓紧利用难得的进修机会，积极适应变化，休养生息，储备能量，为疫情过后更好的未来加油。

因去参加培训或探亲感染，传染给家人，感觉都是自己的错，内心十分内疚，无法排解，怎么办?

大家好，我是北京市通州区大家心理服务中心的主任熊汉忠，也是北京师范大学的心理学博士，现在我来为大家解答这个问题。因为自己感染病毒，传染给亲人，于是感觉很内疚，这实际上也是一种非常正常的心理反应。一个人越善良、越有爱心，和自己的亲人关系越亲近，那么遇到这种情形时，这种内疚就会越强。如果不及时处理的话，严重的，可能还会产生心理障碍。比如在地震期间，一个人失去亲人会非常痛苦，但是随着时间的推移，有的人会慢慢自我疗愈，有的人会在心理咨询师的帮助下慢慢平和下来，从而恢复正常的生活。

我们还碰到过这样一些人，他们可能会一直这样想，如果我当时在他身边，也许他就不会离开，这本来是自然灾害地震的错，但是失去亲人的人就把所有的错都揽到自己身上，好像是因为他们自己，而不是因为地震才导致亲人亡故，这样的想法越顽固，他们自己就会越难受，这样时间长了就可能会形成一种心理障碍，我们称之为创伤后应激障碍。这种情形会严重影响他们的身体和心理健康，以及正常的生活。

遇到一些不幸的事情，我们到底该怎么办呢?首先我们要学会正确地去想，比如这不是我的错，是新型冠状病毒的错，我们去武汉参加培训也好，或者探亲也好，那时候也不知道事情会发展成这么严重。而且自己也是受害者，也感染了。一方面是因为对新冠肺炎缺乏相应的认识，另一方面我主观上肯定也不会主动去感染他，更不会明知感染后还主动把它传给自己的亲人。这样一想的话，这种内疚的感觉会减轻很多。目前来看，我们要做的就是配合医生去做相应的科学治疗。

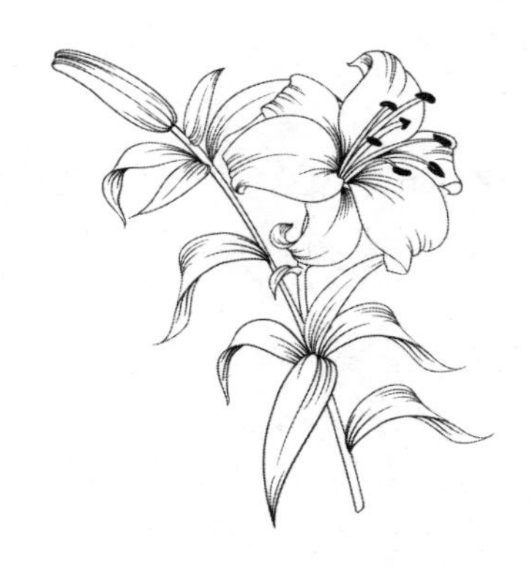

听到某机构不公平分配捐赠物品等让人气愤的事件，控制不住愤怒、不满、抱怨，又因无法改变而产生无助感、无力感和失落感，怎么办？

大家好，我是北京市通州区大家心理服务中心的主任熊汉忠，也是北京师范大学的心理学博士。现在我来为大家解答这个问题。

首先，要明确两点：第一，理想与现实是有距离的；第二，人跟人是不一样的。

其次，在面对这种情况的时候，我们自己也是可以有所作为的。遇到一些不公平的事，我们会本能地去奋斗，这也是正常人的认知，说明我们的内心是公正的、有正义感的、善良的。但是一个现实的社会中不可能没有不公平的事情发生。一个绝对的理想社会是不存在的。我们也不可能要求所有的人都和我们一样有道德，一样善良，一样公平，当然我们也不是无能为力的。遇到这些不公平的事情，我们要愤怒，但是我们可以把我们的这种愤怒情绪，转化成具体的建设性的行为，从而减少以后这种类似的不公平事情的发生。

比如我们可以发声，通过谴责举报、呼吁等表达我们的正气。也许我们一个人的力量是非常有限的，但是具有正气的正义感的人绝对是绝大多数。一些人和机构如果因此受到了相应的处罚，甚至制裁，实际上都离不开我们每一个具有正义感的人的不懈努力。因此，我们可以通过这些具体措施，取代一味的愤怒和抱怨，进而减轻我们的无力感、无助感和失落感。

有些人天天看疫情消息，但是看了之后又觉得自己不舒服，甚至很害怕，他想不去看，可是又控制不住地去看，怎么办？

大家好，我是原中国人民解放军海军总医院心理科的郭勇，我今天要解答的问题是有些人天天看疫情信息，但是看了之后又觉得自己不舒服，甚至很害怕，他想不去看，可是又控制不住地去看，不知道怎么办。我们大家知道，这次疫情对我们普通民众实际上是影响比较大的，我们大家都在关心和关注这件事情。

现在，我们通过报纸、电视、广播，尤其是手机，接触到了大量有关疫情的信息，比如感染了多少人，确诊的有多少人，有多少疑似病例，有多少人去世了。这些消息本身对我们来讲，实际上确实很有影响。有些人看到这些消息就不舒服，甚至觉得非常可怕。在这种情况下有两个办法可以改善我们的情绪。第一，我们可以转移我们的注意力，把更多的时间和精力放到我们的生活或者其他方面去。当然前提是我们认为自己的自控能力比较强，我们可以这样去处理。

第二，如果我们的自控能力不强，我们也不必为这个事烦恼，我们要学会跟这些问题共存。这里说的共存的意思是，既然我已经面临这个问题，而我又不能有效地去控制，而我还非要去控制，实际上就会造成我们内心的冲突，这种冲突本身才是我们真正苦恼的原因。所以，在这个时候我们要学会跟它共存，就是说我不喜欢你，但我不仇恨你，我并不要求我必须要解决这个问题。通过这种方式可以改善我们的症状。

微信上的一些消息，如何辨别真伪?

大家好，我是原中国人民解放军海军总医院心理科的郭勇，今天由我来回答这个问题。我们有些朋友问，我在微信上看到了一些消息，有的时候说是真的，但有的时候又被辟谣说是假的；有的时候说是假的，又被有些人说这是真的。那么，我们作为一个普通的受众，哪一些是真的，又有哪一些是假的，实际上我们自己也搞不清楚。

其实在目前的这种情况下，或者在一些其他的情况下，我们想得到真实的消息、确凿的消息，其实并不是一件容易的事情。为什么这样讲？因为我们所看到的、所听到的实际上都是离客观事实或者真相有一定距离的。

如果你听到周边有人告诉你说吸烟是有害的，有人因为吸烟去世了，那么这算是一个真实的消息，还是一个假的消息？那个人也许死于肺癌，这就算一个真实的消息。但是这时候你可能又听到别人说，别听他们的，我自己就是抽烟喝酒好几十年了，我这不是活得好好的吗？

那么，吸烟不一定会让人得肺癌，但吸烟有害健康这是有公论的。所以在这种情况下，告诉你吸烟有害，那个人因为得肺癌去世了，恐怕是真的。但是在别人看来，在一个自己抽烟，但现在依然活着的八九十岁的人看来，那就是一个假消息。这个时候他会认为吸烟不得肺癌，那才是真的。可是有人因肺癌去世了，他的家人会认为你说吸烟无害才是假的。

这个时候到底什么是真？什么是假？实际上我们有的时候很难去判定。因此在目前这种情况下，我们对已所获得的信息要有一个理性的认识和理性的判断。比如，这次疫情特别重，到现在死了多少人，这应该是真的。可是有人也会认为，其实这个病没有那么严重。毕竟有大量的人，没有因为这个病去世。

几百个死亡病例和一个城市几千万的人口比起来，确实占比不算大，这是从这个角度上说的。所以，我们大家不一定非要去探讨什么才是真正的准确的消息。真正准确的消息往往是在事后提供的，而不是在事实面前提供的。我们在听到这些消息的时候，我们应该以一个平和的心态对待它。我听到了这个消息，但是我自己也去思考一下何谓真、何谓假，这样我们也就不会被相关的这些真假问题所困扰了。

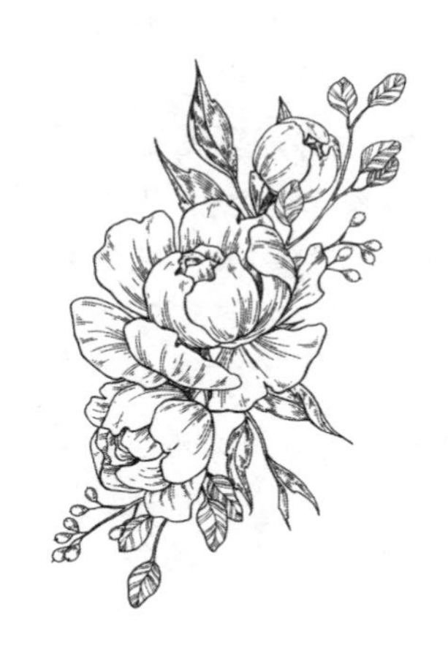

看到有人不戴口罩感到很生气，应该怎么办？

大家好，我是原中国人民解放军海军总医院心理科的郭勇，今天由我来回答这个问题。我们有些人说看到或听到别人生病了，却故意瞒报，使周围其他的人失去警惕性而被感染，还有一些情况是，有人不戴口罩进入公共场所，但是还不听劝，与警察以及相关的人员发生争执和冲突，看到这种情况就特别生气：都什么时候了？怎么还能有这样的行为？这些人都是怎么想的？自己恨不得冲上去就打他。

其实在目前的疫情下，受疫情的影响，我们可能会有一些情绪反应。我们看到这种情况会生气，会有冲动打人的想法的另一个原因是我们这个世界是多元的。实际上我们每个人的道德水准、生活方式、受教育程度、人品等都不是一样的。这种情况下，我们要学着去接纳别人，如果我们承认生物是多样性的，这个时候我们就要允许自己跟别人不一样，我们还要允许别人跟自己不一样。所以允许了就是接纳了，才有可能不使我们产生这些相关的情绪反应，我们才能够对别人有一些理解。

允许自己跟别人不一样，我们必须清楚我们的道德水准高，我们的纪律性比较强，我们很自觉。但是世界是多样的，那么别人可能就不是这样的，我们必须要学会去接纳别人，不是去批评指责他，也不是去赞扬他，而是允许他的存在。有些人认为，我要是接纳别人，允许别人，我不是又跟别人一样了吗？我不想道德水准那么低，行为标准那么低。实际上我们不用担心，允许别人这样并不是说我们也变成了这样。比如我自己爱干净，我完全可以去洗我自己的东西，但是我允许别人不洗，并不是说因为允许别人不洗了，我自己就变邋遢了。因此，我们允许自己跟别人不一样，我们还允许别人跟我们不一样，我们只需要做好自己就可以了。

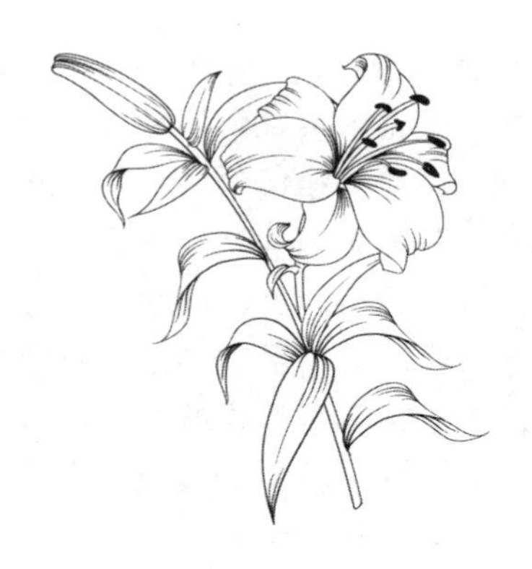

疫情期间，我们普通民众如何照顾好自己的内心？

大家好，我是原中国人民解放军海军总医院心理科的郭勇，今天由我来给大家解答：疫情期间，我们普通民众如何照顾好自己的内心。这次的疫情对我们普通民众的内心实际上产生了强烈的刺激，有些人的情绪反应还是比较严重的，甚至有些人出现了各种各样的行为上的问题。这时候我们需要及时做一个内心的调整，照顾好自己的内心。从照顾好自己内心的角度上来说，我们主要需要做好这样几件事。

第一就是要学会接纳。目前的疫情，无论是好还是坏，无论对我们的影响是什么，我们都要学会接纳。这就是我们经常所说的，我们要认可这件事情，我们不必去赞扬它，但我们也不必仇恨它，来了我们处理就行了。

第二就是要学会转移注意力。现在大家都把注意力放在了疫情上，其实我们大家还应该知道，我们完全可以有我们自己的生活，比如亲情、家庭、工作。我们把适当的精力和注意力集中到这些方面，其实也是一个很好的调整。

第三就是对这件事情要有信心。大家可以看到在疫情面前，全国人民众志成城，成千上万的医疗队员义无反顾地奔向“前线”，各种各样的措施齐头并进。我们是能够战胜疫情的，我们要给自己建立起来自信。再有，尽管疫情确实有些让人感到害怕，但是我们大部分人并没有生病，所以我们也可以通过这个事实建立起自信。我们要学会稳定自己的情绪。我们可以通过这种积极的认知，通过积极去预测这件事情的走向，使得我们的内心平静。我们还可以通过建立内心的一些正能量，去解决这个问题。在此时的这种情况下，我们经常看到一些相对消极的信息，但是我们更应该看到的是大量积极的行动。看到这些积极的行动，就可以使我们建立起信心，可以使我们积聚内心的力量，让我们有信心去面对这场疫情，也有信心去打赢疫情的阻击战。

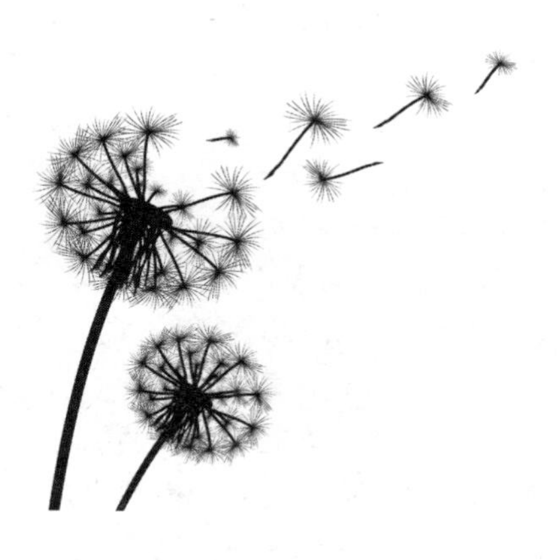

两周都没有出门了，感觉憋闷、呼吸不畅，怀疑自己是不是感染了，不敢去医院怎么办？

大家好，我是张燕燕，国家二级心理咨询师，我来为大家解答这个问题。不敢去医院，是因为害怕被感染还是害怕被确认？两周的时间，在正常情况下已经过了病毒的潜伏期，我们没有跟外界有其他的接触，我们要把心里怀疑的心魔去掉，就应该会好一半。

如果引发可能感染的事件发生在两周以前，此时我们怀疑自己被感染，其实是已经确认了50%的可能性，再加上现在的一些指标，如流鼻涕、体温超过37. 3℃、呼吸不畅、憋闷、疲惫，如果每个指标的出现代表增加10%的可能性，那此时就100%确诊了。而如果从现在开始，我认为自己没有被感染，我现在只是有点流鼻涕，可能稍微有点发热，呼吸有点不畅，心中有点憋闷，感觉有点疲惫，那我也就只有50%的感染的可能性。

100%与50%的结果相差甚远，差距只是在我们的信念之间，把心里那个怀疑的恶魔去掉，我们马上就会轻松很多。改变我们的认知，从核心去掉心魔。来，现在开始找一个舒服的位置，坐下来，做三次深呼吸，让自己平静下来。我们现在其实很安全，只是很久没有去室外活动了，所以会有些疲惫。打开窗户，通通风，让空气流动起来，做一些自己平时喜欢做的事情，让自己的心情好起来。

平时繁华的城市现在像一个空城，每天能听到的就是救护车的声音，感觉生命都没有指望了，怎么办?

大家好，我是张燕燕，国家二级心理咨询师，我来为大家解答这个问题。

亲爱的，我特别能够理解你现在的恐惧和无助，请双手交叉抱住自己的肩膀，轻轻拍一拍，告诉自己，我已经很了不起了，这个时候能拿起电话求助，我已经比很多人坚强了。保持深呼吸并重复这句话。我们只能听到救护车的声音，一方面是城市少了喧嚣，另一方面是我们的内心也空了。如果真的害怕就哭出来，大声地哭出来，不要害怕哭声会吓到家人。每个人都应该允许自己有脆弱的时候，压抑得越多，越会消耗我们的心理资源。当我们把恐惧用眼泪的形式排泄出来的时候，心里就会宁静一些。

这时候想一下，我们之前在快节奏喧嚣的城市里，有多少我们想做而没有时间去做的事情？健身、画画、唱歌、下棋，哪怕是跟家人相聚。无论是语言交流，还是精神上的沟通，都可以让我们的内心重新充实起来。把原来向外的关注点投向自身内部，趁现在去完成之前没有完成的事情。积聚能量，保存能量，我相信很快一切都会好起来的。

在当前情形下，我们怎么让孩子理解这个疫情？

大家好，我是中国康复研究中心心理科主任刘松怀，我来回答这个问题。有人提到在当前疫情下，我们应该怎么告诉孩子，让他理解这样的一个疫情。还有人说，我们的孩子不戴口罩怎么办？这样一个问题，我想可能主要是针对比较小的一些孩子，我猜想可能在 3 ~4 岁这样一个孩子。如果大一点，比如说到 5 ~6 岁，或者以上的孩子，在面对这样的一个情况下，我们是可以给他讲一些东西，他是能听得懂的，但是那些 2 ~3 岁，3 ~4 岁的孩子，他们的心智水平，可能无法理解目前这样的一个情况，他们很难去想到，在目前这样的情况下，为什么爸爸妈妈每天都要戴口罩，为什么电视里面那么多人要戴口罩。

他们可能很难去理解这样一个情况，你去给他讲病毒，他们可能也不懂。在这样的情况下，如果特别小的孩子，当然我们主要是做好防护，尽量少让孩子去一些公共场所，一些户外的场所。但我们有时候可能会不得不做这样一个防护的时候，我们要根据孩子的情况，比如说如果比较小，你就尽量不要去乘坐公共交通工具。

我们一定要以儿童的语言去跟他讲，如果孩子有些好奇，那么我们可以认真听孩子的一些想法。当然了，像一两岁的孩子都害怕得病，害怕打针，你会跟他讲，如果得病了要打针怎么办？所以说我们一定要做好保护，做好防护，这样的话可能他也许能听懂。但是我觉得更重要的一点是，如果孩子有什么样的想法，一定要用孩子听得懂的语言沟通。

在目前这样一个情况下，我们尽可能减少孩子的户外运动，可能是保险的，但是有些孩子不爱戴口罩，是吧？我们想一想，你强行让他戴他可能不干，尤其一两岁的孩子戴口罩他不方便。当然如果在家里边比较安全的话，我们不用戴口罩，但是如果外出的话，不得不出门的话，我们帮助孩子提前在家里边适应一下。你不要突然给他戴个口罩，可能他就感觉到很害怕。总之疫情给我们每个人都带来一些影响，我们的孩子可能也会跟之前的生活不一样。父母一定要做好孩子心理方面的沟通，做好心理方面的教育，要做好防护。这样的话，才能保证我们自己和孩子的安全。

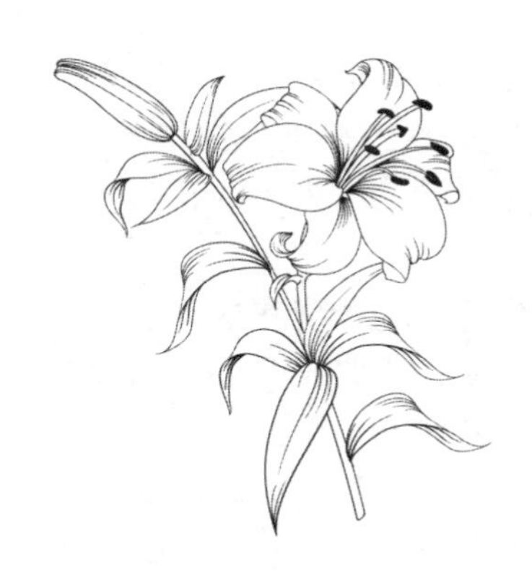

疫情期间如何更好地培养亲子关系?

大家好，我是北京市通州区明心社工事务所的国家二级心理咨询师郝静，我来为大家解答疫情期间如何更好地培养亲子关系。

我看到在寒假刚放假的时候，很多家长在朋友圈里感叹，今天神兽出笼，天下大乱，统一发放，各回各家。因为新冠肺炎疫情，线下活动大部分都取消了，改为居家隔离。对于孩子上了幼儿园、上了小学、上了中学这样的家庭，忽然退行到不上班、不上学，朝夕相处的生活状态里来，还真是让人有点小烦躁。像发这些朋友圈的家长，觉得孩子放假回家是气爸妈的，其实本身就是一种先入为主的评判心态，这种情绪是容易造成亲子矛盾的。

我们这个时候要看到，现在这种情况，其实是培养亲子关系的好机会，尤其对于那些平时上班比较忙的家长，还有学业任务比较重的孩子来说是一个好机会。现在家长其实有一个基本的任务，就是先调整自己的心态，要让自己去接受目前不确定性的现实，让我们回到真实、平稳的生活节奏里来。

没有了上班上学的外在压力，我们需要做的第一件事是和孩子一起来制定一个计划表。这个计划表的作用其实是创造一个时间规律，这一点很重要。因为越是有规律的生活，越能帮助我们稳定情绪和稳定关系。在这个计划表里，建议我们每天留出一个相对固定的时间段，跟孩子高品质地相处。

有人认为，我们已经在家里朝夕相处了，还要怎么相处?其实这里说的长时间的相处并不等于高品质的相处，高品质的相处指的是心无旁骛的、专心的，不受手机、电脑或者其他人干扰的，家长和孩子共同做一件事情。跟着情绪的流动，一起畅快地大笑，互相感染对方的情绪。

另外一个重要的做法是，我们需要建立适当的边界来练习一下自我觉察的能力。因为这种跟孩子朝夕相处的生活，容易让人产生边界混乱的感觉。最常见的情况就是孩子跟爸爸妈妈撒娇说，我害怕，晚上我要跟你们一起睡。这种情况下父母经常顺水推舟就同意了。还有家长心里希望孩子吃完饭赶紧读书、写作业，所以每隔一会儿就去看看孩子在做什么，一旦看到孩子在干别的事，就赶紧提醒孩子专心一点，别走神。

我们说的这些常见的情况，其实是父母跟孩子在互相侵入边界的现象，这些现象其实容易给我们带来烦躁和不踏实的感觉。所以在我们刚才提到的时间计划表里，父母和孩子其实可以先列好共同活动的时间段，我们在共同活动的时间里适当地去影响孩子，但是在分别活动的时间里，互相尽量不去干扰，让孩子按照自己的节奏去安排他的学习，体验他的情绪流动。这对孩子的自我发展是比较重要的，也为我们的亲子关系创造了一个留白的空间。

另外，也建议家长在面对现实之后要去真心接纳孩子，越是在这种朝夕相处的生活里，父母越要跟孩子真诚地交流，认真倾听孩子的感受、表达，听到孩子的表达后，父母也要忍住自己老想给孩子挑错，或者指点孩子的这些心态，这也有利于巩固和孩子之间的信任。家长也需要坦诚地去跟孩子讲一讲自己的真实感受和想法。让我们抓住这个时期，让亲子关系越来越融洽。

疫情期间如何关爱儿童心理健康?

大家好，我是北京市通州区明心社工事务所的国家二级心理咨询师郝静，我来为大家解答新冠疫情时期如何关爱儿童心理健康。因为家长说当自己家孩子知道不能出门找小伙伴玩以后，还执拗地说就是想出去玩，就是要去找朋友，就是想去商场买东西。孩子执拗的愿望被阻止以后就哭闹、大发脾气，甚至还非要试着开门跑出去。其实这种情况已经显示孩子处于情绪爆发之中了，这个时候家长是很难用一两句话就跟他讲清楚我们为什么不能出门的，但我们家长需要先确保孩子处于安全的空间里，陪他平静下来之后，通过共情的方式去帮孩子表达出他们心里的感觉。

我们可以这样说，你很想出去玩，但不能出去玩，心里很着急是吗？我挡着门，你想出去却又推不动我，所以心里生气，你哭成这个样子，是不是感到很难过等，这些话都是一些共情的表达方式。年龄小的孩子只知道他们心里不开心，他们会用哭闹去直接表达。但是就像大禹治水善疏而不堵一样，家长可以用语言来协助孩子表达内心的感受，这样可以引导他们慢慢学会用语言去表达。当然在这个过程里我们要提醒家长，不要去评判和指责孩子的感受，帮孩子放松和冷静下来。

其实当孩子在父母的陪伴下平静下来之后，是能够接受不一样的寒假生活的。我们建议，接下来重要的一件事情是家长跟孩子一起做一个时间计划，把这个时间计划写在纸上，或者请孩子来画画，做成一个图文并茂的方式，贴在家里显眼的位置。家长可以邀请孩子来监督家人和自己按照这个时间计划来做事，这样能帮助孩子从中体验到掌控感。对于孩子来讲，这也是一个练习时间管理和自我管理能力的重要方法。

还有一位家长说，他发现放假以来，刚上初中的女儿变得情绪低落，有的时候还躲在房间偷偷地哭。乍一看，这种情况似乎和疫情有关，但实际上这位家长仔细回顾了孩子最近的情况，发现女儿是上初一以后就慢慢地开始少言寡语了，因为初中生活跟小学生活相比，压力的确是比较大的，老师的要求比较严格，而且多次批评女儿。放假以来，女儿就明显进入了一个低落期。我们建议，对于这样的一个年龄段的孩子，家长给她一个独处的时间和空间是比较重要的，让孩子有机会去品味一下这段时间以来的情绪变化，有机会沉淀并且思考一下。当然在孩子想要跟父母交流时，父母要认真去听一听她的心声，并且更重要的是，试着跟孩子做一些启发式的提问，让孩子自己去思考一下，避免自己给出答案。

中学生活跟小学生活有什么不一样，孩子想要一个什么样的未来？他的理想是什么？为了实现理想，现在有这些压力，孩子自己可以怎么做？他希望获得家长的哪些帮助？这样的一些问题让孩子自己去思考，让他们说出自己的想法。这样的启发式提问对孩子是有帮助的。无论是处理孩子应急爆发情绪的情况，还是家长跟孩子互相陪伴度过居家生活，又或者是我们提到的家长去疏导因为生活发生变化导致情绪低落的孩子，我们建议父母首先要先关照好自己的情绪，适当给自己放松一下，保持情绪稳定，接下来我们再去回应和引导孩子的情绪。

另外，建议父母和孩子尽量在每天的共处时段里，想办法做一件双方都觉得好玩和有趣的活动，这样每天都会至少有一个开心愉悦的时段。

新冠肺炎疫情期间如何使用自由画，帮助儿童纾解焦虑？

大家好，我是北京市通州区明心社工事务所的国家二级心理咨询师郝静，我来为大家解答新冠肺炎疫情期间如何使用自由画，帮助儿童纾解焦虑。

在特殊时期，一些家长发现自己家孩子出现了一些焦虑反应，比如孩子持续地哭、很长时间做噩梦等。在听父母讲解了新型冠状病毒的知识以后，孩子感到特别担心，还会反复问父母，如果病毒把我们都吃掉怎么办，我们跟病毒打仗失败了怎么办等问题。家长解答了之后也很难安慰孩子，个别孩子有时候还会控制不住地尿湿裤子，出现头疼、胃疼、肚子疼、恶心等身体不舒服的状况，甚至平时的一些日常生活也受到了影响。敏锐的家长如果留意到孩子出现这些过度的担心和身体反应，要理解孩子是焦虑了，而焦虑的背后是恐惧。

孩子的大脑中有敏感的触角，他们能感觉到不明显的危险，他们也承受了很大的精神痛苦。这个时候建议父母不要去否定孩子的感受，不要去说这有什么好怕的、这有什么好担心的这样一类的话。也不要因为孩子哭、担心、焦虑就去批评他。在这个时候，父母能够设身处地地去体会孩子的所见、所感，就能在第一时间安抚到孩子。我们发现，年龄小的孩子还很难用语言表达内心的焦虑和恐惧。但是画画几乎是每个孩子自发出现的一种艺术活动，我们其实可以在家里陪孩子自由画画，帮他们来纾解焦虑。

第一种方法是家长准备好几种不同的画笔和大小不同的纸，把它们放在家里一个公共的区域。接下来我们不去催孩子，也不给孩子设定主题，等孩子自己走过去，自己随意地在上面写一写画一画。因为画画本身就是情绪释放和情绪表达的一种方式，而且线条和色彩本身也能帮助孩子减压。这个过程里家长是可以关注孩子的，但是请不要干涉孩子的行动，让孩子在自己画画的时候体验内心感受的流动。

第二种方法是家长可以先播放一段轻缓柔和的音乐当作背景乐，然后我们自己走到放有画笔和画纸的区域里坐下，我们先自得其乐地画一画。这个时候很多孩子会受到父母这种轻松惬意状态的吸引，自然地加入进来。当然家长还是不去限定孩子画画的主题，在孩子愿意的情况下，我们可以跟孩子在同一张画纸上合作画一幅画，画完以后我们邀请孩子讲一讲他画的是什么，他有什么想法等。我们这种温馨的共同画画的过程也是在帮孩子释放焦虑。

第三种方法是把画画当成一种游戏。家长可以邀请孩子来通过画画做游戏，在游戏中通过愉悦、开心的情绪来冲淡这种焦虑紧张的感觉。比如，我们常见的游戏有“你来画画我来猜”，孩子和家长轮流在同一张纸上或者不同的纸上画出自己想说的话，然后让对方去猜画的是什么，猜对了就奖励一个零食。或者家长和孩子都把眼睛蒙上，用蜡笔或者水彩笔在画纸上随意画出一些线条。这一切完成之后我们睁开眼睛，我们一块合力在纷乱的画面里找出一些有形象的线条，接着把画面补充出来，然后一起合作给这个画面编一个故事。这里有一个温馨小提示，建议家长在画的时候不要说“你画得不好，你画得很奇怪”这样评判性的话，家长和孩子一起画画，一起合作讲故事，都可以帮助孩子把焦虑释放出来。

假期延长，如何与孩子相处？

大家好，我是北京回龙观医院北京心理危机研究与干预中心副主任梁红，今天跟大家分享的话题是假期延长，如何与孩子相处。随着疫情防控工作的开展，为了减少过多的人流交叉感染，国家提出了相应的措施，延长了孩子们的假期。在这个特殊的假期，我们如何和孩子相处呢？

第一，我们要学会和孩子互相尊重、相互理解，这是我们良好相处的前提。这个时候家长和孩子可以一起讨论，制订一些计划，在这段时间我们可以做些什么？怎样过一个有意义的假期？怎样规划自己的学习计划？当然有一些是学龄前的孩子，在这个时候我们可以跟孩子更多地做一些亲子的活动，用更多的时间陪伴孩子。可能孩子们会觉得很奇怪，特别是学龄前的孩子，怎么假期变得这么长，发生了什么事情？怎么大人都在家里没有去上班？这个时候我们也可以用一些孩子能理解的方式告诉他们目前的疫情状况是怎样的，我们需要怎样去应对一切。正好我们也可以利用这种方式去教孩子学习更多的卫生常识，保持一个良好的卫生习惯。也可以听一听孩子对这件事情的反应，他们是怎么想的？他们有没有什么担心？他们觉得假期延长是好事情还是坏事情？

第二，合理安排假期的生活，包括娱乐、做家务、学习等。最好能够跟孩子一起做一些事情，比如做一些手工、画画、游戏等，增进孩子和家长之间的了解。

第三，互相促进。很多时候，家长在家和孩子在一起的时候，往往会问孩子学习了吗，看书了吗，怎么又看手机，怎么又看电视等。这些提问往往会让孩子理解成“你总是在监视我，你总是觉得我做的不好”。在这种情况下，建议家长可以做到言传身教，而且身教可能比言传更重要。所以家长要做到以身作则，在家庭中，也应有一个固定的时间去学习，可以跟孩子一起讨论你所学习到的东西，你学习中遇到了什么样的问题，怎么样解决的等。帮着孩子去合理地做好学习计划和安排，特别是要遵照学校的要求，按平时上学的时候一样，在专心学习的过程中，要做到注意力集中，互不打扰，为孩子创造一个安静的学习环境。

第四，调整自己的情绪。家长在和孩子相处的同时，也要调整自己接受孩子的一些情绪反应，当我们感受到自身的这种焦虑、急躁时，要及时地去调整我们自己的情绪，保持情绪的稳定性。对于一些受疫情影响比较大的孩子来说，家长的情绪是否稳定对孩子的心理状态的影响是非常大的。对于青春期的孩子及刚成年的孩子，我们要学会和他们像成人对成人一样地去交流，尊重他们，理解他们需要独立和独处的需求。我们要学会站在孩子的旁边，有事多商量，建立良好的亲子关系。

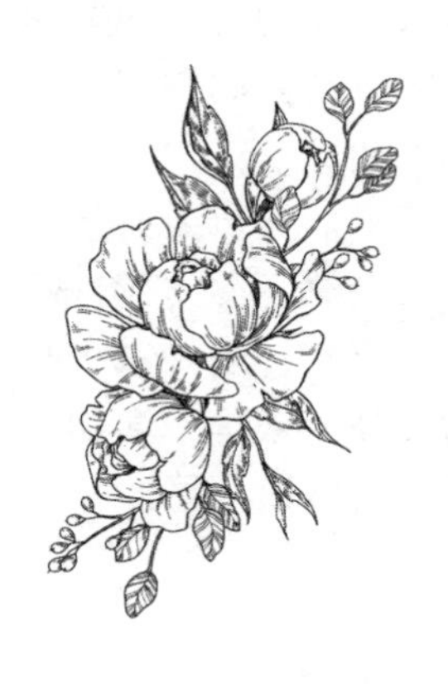

孩子在家总想看电视怎么办?

大家好，我是北京市房山区暖阳社会工作事务所的国家二级心理咨询师鲁士杰。今天我来为大家解答，孩子在家总想看电视怎么办？正值寒假期间，突然出现疫情，孩子和大人一样，也会出现恐惧、紧张、焦虑等情绪反应。再者，孩子可能会感觉出现这样的大事，大人们肯定顾不上管教自己，所以孩子想做些自己想做的事情。比如无限制地看电视，以缓解内心的恐惧、焦虑情绪。对此家长应该予以理解，体会他们这种做法背后的心理原因，同时家长也要做好三方面的事情。

一是要用孩子能理解和接受的语言和方式，向孩子讲明这次疫情的基本情况、危害性以及应对的方法等，引导孩子通过正确的途径关注疫情发展，尽可能消除孩子的不良情绪，同时培养孩子关心国家大事的良好习惯。

二是要指导督促孩子制订可行的假期学习计划和日常作息计划，科学合理地安排好自己的假期生活，培养训练孩子自主安排学习活动和生活的能力。

三是要加强亲子互动。父母要充分利用好这段陪伴孩子的时光，陪伴孩子学习，在做好防护的基础上陪孩子到户外活动。还可以结合孩子的年龄、爱好做一些亲子游戏，如家庭小剧场、扑克牌、益智竞技游戏等，增加与孩子互动的时间，这样自然就减少孩子看电视的时间了。

孩子小，总吵着要出门怎么办？

大家好，我是北京安定医院的主任医师闫芳，我为大家来解答这个问题：孩子小，总吵着要出门怎么办？

爱玩是孩子的天性，疫情使得孩子们也减少了出门的次数。但孩子有时候不明白，为什么这段时间爸爸妈妈不让我出门，不让我去找小朋友去玩。一出门又得戴口罩，怎么回事呢？在这个过程中，我们可能要试图跟孩子说明一下目前面临的特殊情况：为了减少交叉感染，我们尽可能少出门，这样才能更好地保护自己不去生病。可以跟孩子一起探讨，生病的时候，是不是很不舒服？是不是很难受？让孩子去假设，如果自己生病了，身体就会很不舒服，爸爸妈妈也会很着急，自己更不能和小朋友一起出去玩。这样孩子可能会理解为什么不能出门。

另外，我们可能也需要跟孩子一起商量一下，在疫情期间如何一起玩耍，跟孩子一起探讨一下，如何去做一个勇敢的疾病控制的小卫士。比如可以让孩子画画，表达一下怎样对抗这个病毒，怎样去为那些在抗疫前线战斗的叔叔阿姨们加油，等等。我们还可以和孩子设计一些室内的亲子游戏，比如和孩子一起玩一些对抗游戏，把自己家的被褥摆成一个山去爬山，或者去拔河，我们还可以把家里的一些扑克、拼图、迷宫等设计一下，玩“你画我猜”等游戏。

我们还建议疫情期间，孩子适当地做一些室内运动，比如小乒乓球、室内保龄球等。我们也可以玩一些角色扮演游戏，如扮演医生、警察等。我们可以想出各种各样的游戏，来解决孩子在家无聊的情况。孩子和父母能更好地在一起，这时候孩子可能就不会那么焦虑。我们希望通过父母的努力，让我们的孩子更加开心健康地成长。

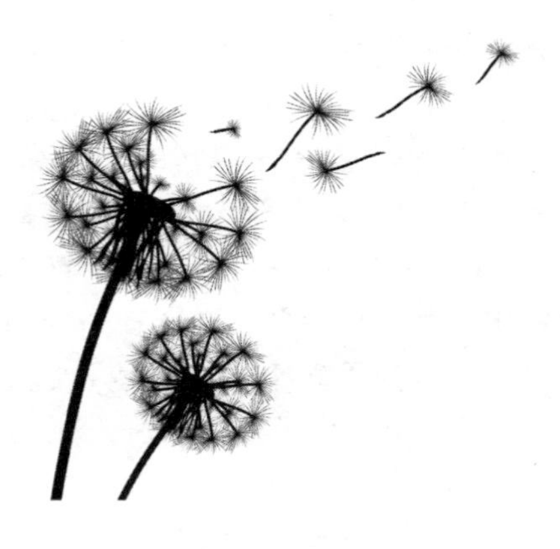

一个人带孩子，心里憋得慌怎么办?

大家好，我是北京今日心理事务所的主任，国家二级心理咨询师张玉敏，我来为大家解答这个问题：一个人带孩子，心里憋得慌怎么办?

人为什么会憋得慌呢? 先分享一个实验。1954 年，有几个心理学家做了这样一个实验：他们找一批学生，每天给他们每个人 20 美元的报酬，在那个年代这么多的钱已经很不少了。学生们需要做什么呢? 很简单，在一个安静的环境里面，躺在舒适的床上，什么也不做。一开始学生们都是舒服地睡觉，然后 20 美元轻松到手，没过两天他们就受不了，觉得太单调了。因为人们无法容忍没有听觉、触觉，没有感官刺激生活，这个实验就是感觉剥夺实验。

长期“宅”在家里的我们觉得憋得慌。排除病理性变化，也正是“感觉剥夺”的原因。我们对眼前的环境已经太熟悉了，不能外出呼吸新鲜的空气，不能带孩子出去玩耍，渐渐地有了部分被剥夺感。那么，怎样缓解自己憋闷的感觉呢?

第一个方法是进行深呼吸。虽然看似陈词滥调，但深呼吸运动能对放松心情起到非常奇妙的作用，在有压力的时候或每天练习深呼吸有助于放松心情。现在合上嘴巴，用鼻子深吸一口气，尝试计时，让这次吸气能维持 4 秒钟，屏住呼吸 7 秒钟，然后用 8 秒钟慢慢把气呼出。共重复此步骤 4 次。如果你目前难以缓慢呼吸，一开始可以以较快的节奏深呼吸，然后再慢慢地呼吸，延续更长时间。你可以随意调整每次吸气和呼气的持续时间，但需确保呼气的时间为吸气的两倍，每次呼吸的间隔可暂时停顿。

第二个方法是创造一些平时不常有的室内活动，增加仪式感。如果有人能帮着摄像，记录下我们和孩子共度的美好时光，那就更好了。联络几个平常谈得来的家庭，一起开一个家庭网络直播课堂，由家长和孩子共同设计周一到周五的主要活动。比如：每天上午固定开一场比赛，下午固定开直播活动；周一上午新闻播报比赛，下午读书会活动；周二上午演讲比赛，下午迪斯克共舞；周三上午朗读比赛，下午直播家务劳动；周四上午故事大赛，下午集体健身操；周五上午环保小课堂，下午自由活动。活动可分为学生组和家长组，学生组给家长组评分，家长组给学生组评分。怎么样？是不是很有趣？这对于培养亲子关系，激发孩子的动手动脑能力都是很有帮助的。

亲爱的朋友，你有没有想过有那么一段时间不用去工作，天天待在家里？有食物、有手机、有网络，而且现在还多了自己可爱的小宝贝。人这一生和孩子在一起的时光并不会太久，而现在的经历也一定不是常有的，请你精心设计一下你们共度的美好时光，然后用视频或文字记录下来，在 10 年或者 20 年后，或许你会因此幸福不已。

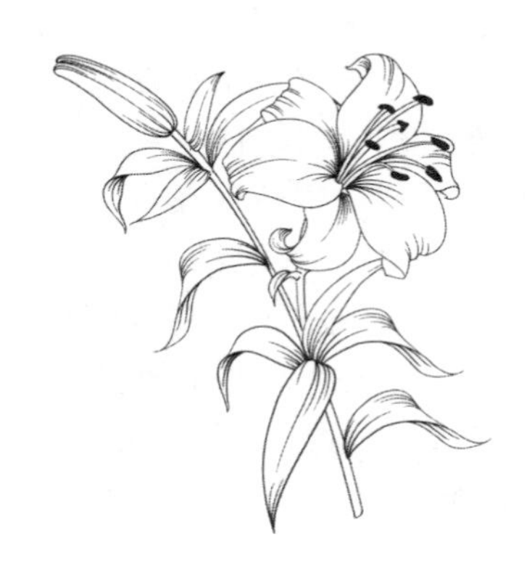

如何在疫情下帮助孩子保持生活规律和良好的学习习惯？

大家好，我是北京市通州区明心社会工作事务所的何秀琴，国家二级心理咨询师，我来为大家解答如何在疫情下帮助孩子保持生活规律和良好的学习习惯。

疫情暴发初期，人们处在应激状态中，恐慌、焦虑、混乱无处不在。随着时间的拉长，如何在疫情下帮助孩子保持生活规律和良好的学习习惯就显得非常重要。

第一，和孩子一起设计作息时间表，合理安排学习、娱乐和居家运动，不过度使用电子产品。

第二，保护儿童免受过多负面信息的干扰。根据孩子的年龄段和认知特点，告诉孩子简单、清晰、必要的信息和知识，并且树立其战胜疫情的信心。

第三，保持情绪稳定，不要过度焦虑和紧张，营造安全和谐的家庭氛围，保障儿童内心的安全感。

第四，陪孩子一起讲故事，做家庭益智类亲子游戏。对出现烦躁、不安、焦虑、恐惧等异常情绪的孩子，要多抚摸、拥抱、陪伴，耐心沟通。

第五，对孩子提出的各种有关疫情、疾病、死亡等的问题，家长要保持温和的态度，不回避、不批评，根据孩子的年龄和理解能力给予耐心的回答。

如何在疫情期间关爱儿童心理健康？

大家好，我是北京市通州区明心社会工作事务所的何秀琴，国家二级心理咨询师，我来为大家解答如何在“新冠”疫情时期关爱儿童心理健康。

作为父母，在特殊时期一定要关照好自己，照顾好孩子。面对疫情严重、学校无法开学的情况，作为家长应了解孩子的心理感受和孩子对疫情的想象。和孩子坐下来聊一聊，倾听孩子的感受，理解他们的恐惧和害怕。不论孩子讲述什么，认真倾听，不要打断孩子，也不要去评判孩子的想法，这对于孩子释放内心的恐惧、建立安全感非常重要。

另外，不同年龄段的孩子对压力的反应也是不一样的，因为不同年龄段的心理成长任务不同。比如婴儿期的宝宝，当感受到家庭氛围的紧张和焦虑时，他更需要被拥抱和喂养。这个时候如果没有被足够拥抱，孩子会拒绝喂养。如果母亲故意不去安抚孩子，会为孩子打下害怕、依赖成年人的基础，这种恐惧感受会贯穿孩子一生。

疫情期间，家长应根据孩子内心的体验，看看孩子的压力状况，有可能孩子有一些和平常不一样的行为，这个时候家长要更多地去理解、包容孩子，以免给孩子造成过度的心理压力。

另外，当孩子有不当行为的时候，父母常对孩子的行为感觉无奈，却很少反思自己是如何与孩子互动的，是自己的什么言行和刺激，让孩子有这样的反应。所以说，明智的父母会去反思自己的行为，并耐心调整，尝试与孩子共同成长。

青少年在经历新冠肺炎疫情后如何回归正常的学习？

大家好，我是北京市房山区春燕社会工作事务所的负责人班春燕，我来为大家解答这个问题。

如果青少年在经历疫情后出现焦虑、紧张、恐惧等不良情绪的话，首先要去处理他这种情绪困扰，同时适当地调整一下生活方式，减少负性信息的摄入，保持饮食、睡眠等生活作息的规律。因为在疫情防控期间，大家都要减少外出，青少年就不能出去跟小伙伴一块玩耍了。孩子其实都是向往自由的，因此他们可能会感觉到被束缚。家长可以帮助孩子通过电话或者视频等方式与他的小伙伴或者同学有一个定期的交流，来保证倾诉渠道的畅通。

其实通过疫情可以让青少年去总结反思一下人类与大自然的关系这样一个议题，让他在社会事件中去提升社会责任感和格局，并且由此引发他对未来人生的思考，激发他去成为一个对社会有贡献的有志青年。这样，疫情就可以发挥出对于青少年成长的一个积极正向的作用。受到疫情的影响，学校都延迟开学了，青少年也就有了一个更长的假期，家长可以帮助孩子好好地利用起这段时间，劳逸结合，在玩中学，同时帮助孩子合理地使用电子产品，过一个充实的假期。

比如，以孩子的人生志向为根基，引导他进行学业的规划，做一个时间计划表，内容要尽量详尽，引导孩子慢慢回归到正常的学习生活中来。其实在这个过程中，家长承担了非常重要的角色，因为家长是孩子最重要的引导者和影响者，而且身教要重于言传，所以家长要通过自己积极面对疫情的心态，来给孩子一个正向的影响，同时通过自己规律的作息时间、定期学习的习惯来给孩子做出榜样。

我觉得疫情期间其实是一段非常难能可贵的亲子相处的时间，我们可以利用这个时间去做一些亲子间的互动活动，比如一起做手工、美食等，趁此机会增强一下亲子关系也是非常好的一个选择。

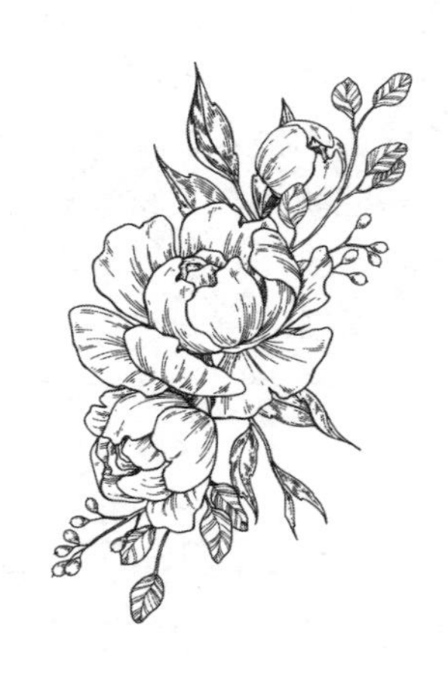

老伴不戴口罩就出门怎么办？

大家好，我是北京今日心理事务所主任、国家二级心理咨询师张玉敏。老伴不戴口罩就出门怎么办？不戴口罩总是有他自己的原因的。我们就要分析老伴拒绝戴口罩的原因，然后给出方法。

首先，思想意识决定行为。不戴口罩，可能是因为还没有意识到病毒蔓延的速度和疫情的严重性，那就需要我们及时传达给他官方的消息，最好再截个图发给他。因为网上误传的信息太多了，有些老人不太会使用电子产品，很难判断疫情信息的真假，从而无法获知疫情的严重程度。

其次，有人说戴口罩憋得慌，就是不想戴，这也是个客观现实。戴口罩肯定是有些不舒服的，尤其对于戴眼镜的和年龄大的人来说更是如此。让一个人能忍受一些不舒服，或者改变一些行为，最好的办法就是你对他的关心和爱了。如果你能客观地传达事实，温和地表达自己的情感，会让他更容易接受。比如：现在是非常时期，确诊病例上升得较快，你不戴口罩出门家里人都很担心你，哪怕你出去没被传染，但是万一不小心带了病毒回来，家里的孩子怎么办。老人一般对晚辈，尤其孙辈特别在乎，这么说他们一般不会拒绝。

或者换一个说法：你一直是一个善良的人，如果你不戴口罩，出门会让别人害怕的。别人担心被传染，你肯定不忍心这么做。最后我想说，你说话他有可能不听，因为你们太亲近了。但外人的话，也许他倒是肯听的，看看平日里亲戚朋友里他和谁关系比较好，又比较认可那个人的为人。你找到那个人，请他打电话劝一劝，告诉他在重大突发公共卫生事件中不戴口罩者，不仅伤害的是自己和周围的人，还伤害了那些为疫情防控做出努力、辛苦工作的人，我们都应该做合格的公民。

此时一旦他的想法松动了，你就可以温柔地替他戴上口罩，并发个朋友圈表扬一下他并表达自己可以放心了。此时老伴看到你的朋友圈，感受到的都是满满的爱和关心，估计口罩都不舍得摘下来了。

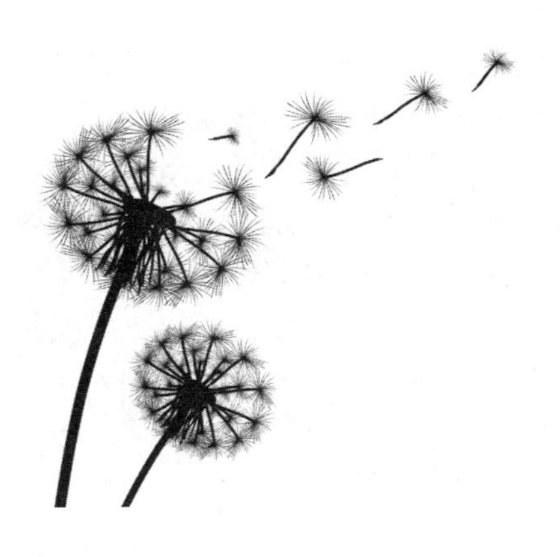

有些老年人由于患有慢性病，恐惧和害怕被传染，不敢外出怎么办？

大家好，我是来自北京市西城区西长安街社区卫生服务中心的国家二级心理咨询师隆春玲。现在有些老年人由于患有慢性病，恐惧和害怕被传染，不敢外出，药吃完了也不敢去医院开药，左右为难，不知道怎么办。如何降低老年人这种恐惧心理呢？我认为老年人要学习一些疫情相关的知识，另外，老年人要经常和家人、亲朋好友进行沟通宣泄，缓解这种焦虑和恐慌的情绪。

疫情期间，在保证必要的防护措施的基础上，老年人可以通过线上问诊，或者与社区医院的家庭医生取得联系，了解相关的情况，比如就医的时间、医院的防控措施等，遵医嘱进行就医。

在就医过程中，选择附近的社区医院，选择合适的时间和出行方式，个人或者在家人的陪伴下进行就医，做好个人防护，直去直回。回家以后洗手、洗脸，将外套进行通风，通过以上方式缓解老年人的焦虑情绪。

如果老人依旧焦虑紧张，可以寻求专业的帮助。

老年人面对疫情，积极参加社区的志愿服务，协助登记、返程人员调查，怕家人反对怎么办？

大家好，我是北京市西城区西长安街社区卫生服务中心的国家二级心理咨询师隆春玲。老年人面对疫情，积极参加社区的志愿服务，协助登记、返程人员调查，怕家人反对怎么办？面对当下的新型冠状病毒肺炎疫情，大家都在齐心协力，积极落实早发现、早预防、早隔离、早治疗的防控工作，不仅社区工作者积极努力，许多老年人也都参与其中，共同为社区居民的安全做贡献。

在这一过程当中，有些老年人担心家人反对怎么办？首先，要打消老年人的顾虑，通过沟通解决这个问题。在沟通的过程中，老年人切忌不与家人沟通，瞒着家人，那样会造成家人的担忧。主动与家人沟通，并不等于家人就一定反对。我们要好好与家人进行沟通，让儿女了解您现在的所思所想，我们也要了解儿女的态度，他们有什么顾虑？其实儿女的顾虑更多的是对老人的关心和关爱，当我们得到儿女的理解和支持的时候，在做这项志愿服务的时候，更能保持良好的状态和积极的情绪。

其次，老年人一定要在保护好自己的前提下进行志愿服务。在服务过程中，首先老人要按照社区的要求做好个人的防护。老年人要保护好自己的身体，比如保暖、劳逸结合等。

再次，老年人要保持心情的舒畅，在工作过程当中可能会遇到各种各样的突发问题，老年人一定要保持情绪的平稳，学会调节情绪。

复次，老年人可以和家人分享一下工作的体会，让家人进一步了解工作的内容和价值，也能够降低家人的担忧，从而更加支持您做这项工作。

最后，在工作当中遇到问题时，要及时与队友包括社区的人员共同协调解决问题，不堆积烦恼，带着快乐的心情轻松地从事志愿服务。

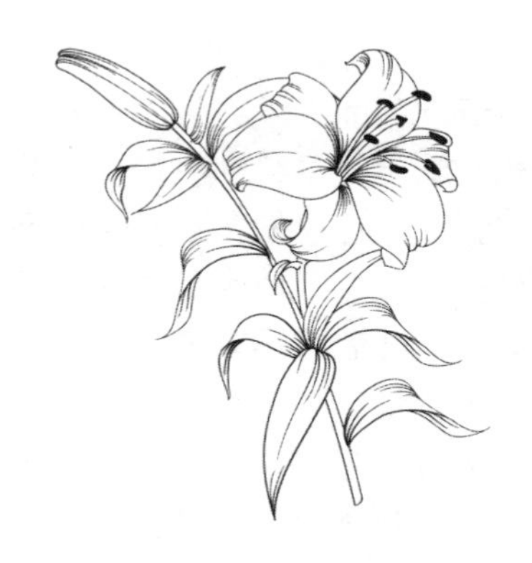

有个别老人面对疫情十分活跃，不停地刷手机，缺乏信息甄别能力，只要认为是好的信息就马上在群里转发，而且连续发多条，有的甚至不考虑大家的感受，让人很反感，怎么办？

大家好，我是来自北京市西城区西长安街社区卫生服务中心的国家二级心理咨询师隆春玲。有个别老人面对疫情十分活跃，不停地刷手机，缺乏信息甄别能力，只要认为是好的信息就马上在群里转发，而且连续发多条，有的甚至不考虑大家的感受，让人很反感，怎么办？我来为大家解答这个问题。

面对疫情，老年人会有各种各样的应激反应，其中包括焦虑、紧张、担忧等负性情绪，而且会出现相应的行为。由于过度关注信息，老年人越来越焦虑，那么怎样去调节这样的情绪呢？首先，我们对这样的老年人不要指责和批评，要给予更多的关心和关爱，引导老年人合理地关注疫情信息，通过适时适度的调整，比如帮助老年人设定每天观看电视新闻的时间，这个时间不宜过长，以免打乱他们的生活节奏，减少过长时间关注而引发的情绪波动。

引导老年人通过官方渠道去获取信息，减少负面信息对老年人的冲击。不要轻信和传播未经证实的信息，避免不必要的恐慌和盲目乐观。在这时候，要给予老年人耐心的解释和沟通，鼓励老年人多和家人、亲朋好友建立联系，获得更多的情感支持。通过老年人主动和家人进行宣泄、沟通、交流，获得家人的反馈、理解或者关爱，让老年人受到鼓舞和关心，这对于降低老年人的焦虑情绪是有帮助的。

另外，要引导老年人将过度的关注疫情信息的状态转移到当下自己愿意做和喜欢做的事情上。比如鼓励老人做家务、观看文艺节目、进行体育锻炼、看书、看报等，帮助老年人舒缓当下紧张焦虑的情绪，另外还可以引导老年人学会自我放松，通过冥想、肌肉放松训练、呼吸训练等，帮助老年人缓解焦虑情绪。也可以通过和老年人一起学习相关新型冠状病毒的知识，让老年人学会如何做好个人和居家的防护，丰富生活内容，引导老年人从焦虑的情绪中走出来。

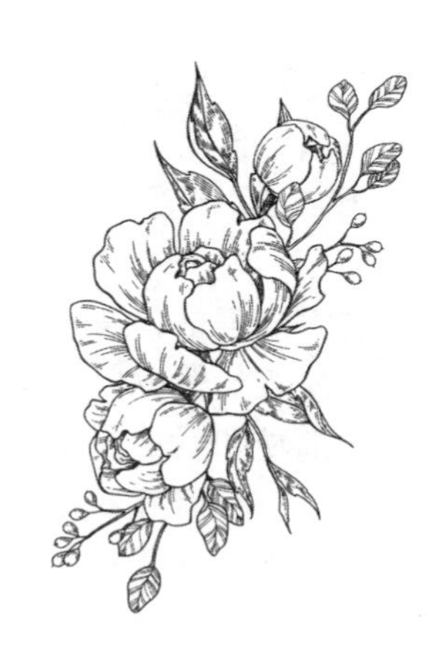

老年人在家多日没敢出门，怎样打破以往的情绪郁闷，进行自我调节?

大家好，我是北京市西城区西长安街社区卫生服务中心的国家二级心理咨询师隆春玲。下面我来给大家解答这个问题。老年人在家多日没敢出门，怎样打破以往的情绪郁闷，进行自我调节？在疫情下，老年人为了减少感染的风险，积极“宅”在家里，在家里多日，出现焦虑、紧张、郁闷等情绪，这是正常的心理反应。老年人怎样进行自我调节?

第一，要接纳和面对当下自己的情绪，不要自责，也不要过度紧张和焦虑，要给予自己积极的暗示，这对我们调节情绪是有帮助的。

第二，老年人要从官方的渠道，通过广播、电视等了解新型冠状病毒的相关知识，学习如何避免感染，采取何种防护措施等。做好个人和居家的消毒和防护，降低焦虑情绪。

第三，老年人要和家人、亲朋好友建立联系，通过沟通交流，释放自己的压力，获得更多的情感支持，获得更多的信息和学习应对的策略。这样做对于老年人平衡情绪是非常重要的。

第四，老年人要学会主动转移情绪，通过关注自己喜欢的、感兴趣的、想做的事情，在其中体验愉悦，逐步转移情绪，进行自我调节，让自己的情绪逐渐积极起来。

第五，老年人可以因地制宜地进行体育锻炼，如打太极、散步、进行一些拍打操等，通过体育锻炼获得积极的情绪。

第六，老年人要学会制订生活计划，安排每一天要做的事。要有目标，保证生活规律，饮食合理，包括充足的睡眠等，让自己的生活逐渐恢复常态化，这些对于稳定情绪是有帮助的。

通过以上这些主动调节的方法，老年人就可以逐步让自己的情绪得到平复。

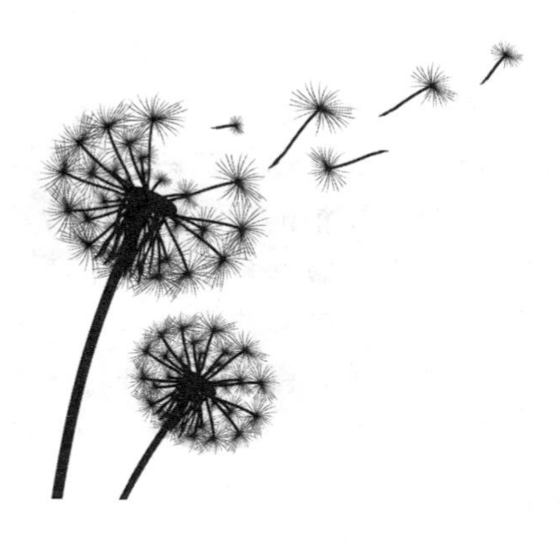

感冒患者害怕告诉医生实情，但又希望得到医生的治疗怎么办？

大家好，我是肖存利，精神科主任医师，来自北京市西城区平安医院。由我和大家来聊一聊，感冒的病人害怕告诉医生实情，但又希望得到医生的治疗，在这样的情况下应该怎么办？对这样的事情我不想进行道德的评判，我只想从一个心理工作者怎么样去看待这个事情的角度去做一些分析。

对于一个感冒的患者隐瞒病情这样一个情况，我们首先要搞清楚隐瞒是什么，隐瞒的背后是不真诚。其实医患关系在建立的时候，首先要基于真诚，基于此前提，医生才能够给出正确的治疗方案。不真诚会带来一些问题，一方面，可能会影响医生的诊疗方向，耽误病情；另一方面，可能会带来一些隐患，如用药的问题，医院上报的问题等。

这样的隐患一旦扩大，就会变成一次危机事件。到最后追责的时候，一系列的问题就会显现出来。现在我们已经看到这样的现象，政府已经加大力度去处理因为隐瞒问题带来的社会危机事件。对于感冒患者来说，当我们通过隐瞒，最后致使出现公共卫生事件的时候，我们首先影响的是自己，因为害怕，隐瞒实情，我们的疾病没有得到及时救治。当疾病的风险变得很高的时候，也许我们会出现严重的情况。

其次，若不慎感染了传染性疾病，我们也会害了家人，或是社区，还可能会引起社会曝光，或者是遭到群众的指责。那么我们在未来，当疫情过去，我们真正要走入一个正常生活时，我们会发现，现在虚拟的网络和我们真实的空间已经是无缝对接的。在真实的空间里面，这样的一些网络敏感事件或者一些不真诚或隐瞒等行为，会对我们的生活带来一些莫名的伤害。从一些国家的信任体系和国民的诚信管理体系就能发现诚信的重要性，一次逃票就可能影响你的人生。

在网络越来越发达的现在，很多事情已经是公开透明的，而且是有时间追溯的概念，我们可以追溯到几十年前，甚至更长的时间，因为我们所有的人都有一个类似网络档案室的地方给我们在记录。一旦需要的时候，这个网络档案也会把我们带到一个很可怕的地方去。

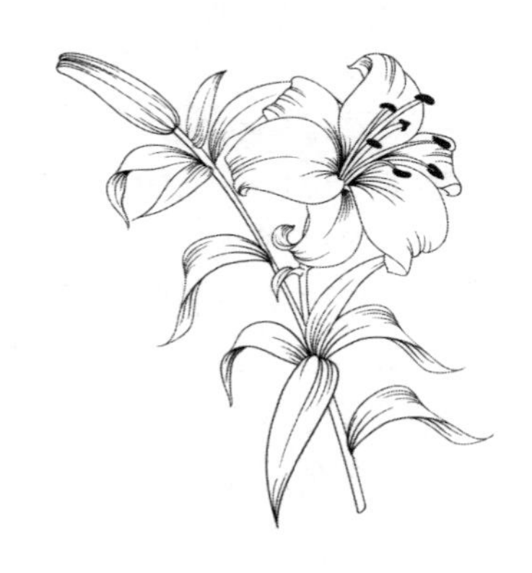

有一些患者进入诊室后，离医生很远，还不坐诊室里的凳子，这是过度反应吗？

大家好，我是肖存利，精神科主任医师，来自北京市西城区平安医院。由我和大家聊一聊，有一些患者进入诊室后，离医生很远，还不坐诊室里的凳子，这个是否是过度反应。

这是疫情下我们会看到的一类特殊的诊疗方式，就是距离性的诊疗，那么，它背后是什么样的心理呢？首先我想从患者的状态来分析。患者对疫情很恐惧，我们能够通过行为看到他的情绪状态，恐惧并不代表错误，恐惧是对威胁的逃避，对威胁的敏感，对威胁的直接反应，它是保护我们人体免受伤害的最重要的一个情绪。在恐惧的状态下，我们人变得很机灵，变得很警觉，变得很在意和威胁相关的一些行为、信息和情况。

其次，我想从疫情期间的大众宣传教育的层面来谈一谈。疫情期间，所有的宣传资料都在告诉我们不聚餐、不串门、戴口罩、勤洗手。因此，为安全起见，保持一定的距离是可以理解的。

最后，这个行为也是我们患者的一个自我保护。因为在患者的眼中，医务人员接触了各种患者，诊疗凳也不只被一个患者坐过，所以在这种状态下，远离医生，不坐诊疗凳，也是一个正常的反应。

精神病人居家隔离期间，如果没有药了，应该怎么办？

大家好，我是肖存利，精神科主任医师，来自北京市西城区平安医院。由我来和大家聊一聊，精神病人居家隔离期间，如果没有药了，应该怎么办。精神卫生体系是国家公共卫生管理体系的一部分。具体到社区层面，负责社区精神病人管理和治疗工作的是精防医生。

因此，我们要充分发挥精防医生的作用。

首先，要有一定的敏感性。在疫情期间，我们的精防医生，还有社区工作者要很敏感，感知患者目前的病情是不是稳定的，是不是因生活环境的变化而导致了变化。

其次，当发现不稳定或变化时，我们的精防医生和家属以及我们的社区工作者要安抚患者的情绪，让他能在应激过程中得到更多的支持、更多的稳定性。或许是熟人的声音，或许是熟人的画面，或许是熟人的触摸，这对他们来说都是非常重要的。

最后，及时提供药物。当精神病人的药物用尽时，我们是不是可以给他送点药，或者通知家属去取药，或者是放到他的门口，让他自己来取，等等。通过这样的方法保证患者的药物不断，因为精神病人的药物对于病情的稳定来说非常重要。

如何根据不同疑似患者的心理特征来告诉他们确诊的结果，以改善治疗体验？

大家好，我是肖存利，精神科主任医师，来自北京市西城区平安医院。由我和大家来聊一聊，如何根据不同疑似患者的心理特征来告诉他们确诊的结果，以改善治疗体验。

心理特征有很多不同类型，这里想和大家来聊的，是只用老百姓听得懂的话来说，一个叫心大，一个叫心小。心大的人也很多，都蛮不在乎。心小的人，是什么样的事情都非常在意。那么我想以这两个心理特征分类来和大家交流，因为这个是我们在临床上看见最多的，也特别符合临床特点的两类人群。

大家知道，一般人会只听自己想听的，这是一个好像听起来很奇怪的事情。我不想听的，我不想看的，可能医生说了很多遍，我也权当耳旁风。那么对于心大的人来说，当这样的确诊结果出来的时候，他可能还不在乎。没什么，不就是个病嘛，这有啥，可能会是这样。那么对于这一类的人来说，他们很容易自己不当回事。

对这样的人，我们要强调关注自己的身体，要跟他反复强调，当出现什么样情况的时候，你一定要来找医生，当出现什么样情况的时候，你一定要汇报。尤其是出现一些呼吸困难，或者是一走就喘，或者是心率变快的时候，让他每天强制性必须量一次体温，给家里人，或者给医务人员进行一个汇报，才能够保证他的身体安全，因为他的治疗依从性可能是比较差的。

由于他的不在乎，他对所有事情都显示出那种玩世不恭，满不在乎，也许不戴口罩，也许他一开始貌似很害怕，但是很快就过去了，他也不洗手，不遵医嘱。那么对这种人，我们一定要反复强调，而且朋友或者是家里人，或者是集中隔离的医务人员，对这样的人加强警惕，因为他有可能因为不在乎，会给周围带来一些伤害，这是我们需要警惕的。还有必要让他自己按照一定的间隔，让他几点钟要给谁汇报，要给他变成一种任务性质，把这样的治疗依从性和体验绑在一起，来提高治疗效果和对环境的保护。

那么对于心小的人来说，这样的一个确诊可能对他来说真的就是天塌了。像这样的人可能会问大夫真的假的？我真的没病吗？我这样的心慌和这样的感觉到底是怎么回事？可能会不停地问医务人员，我这到底怎么了，不停地问家里人，跟周围人去求证，我这样的症状，我觉得我怎么不适。好像听起来很奇怪，但是我们临床上确实看到一大批这样的人，过度关注自己身体。

那么对于这样的一批人来说，一旦确诊，我们需要跟他说要降低对身体的关注，其实除了关注身体以外，还是有些事情可以做的，可以把注意力往外界看一看，除了自己的身体外，还看一看身边每天发生了什么。可以强制性地让他去转移注意力，告诉他从每天获得的资讯里找几个好的资讯，给他强制性任务，让他去看外界，不要太过于关注自己的问题，要能放得下。像这样的人也容易被医务人员忽视，因为他有问题，医务人员一遍遍看完以后他没有问题，就会忽略掉真的重症，重症来了的时候，可能会把一些情况忽略掉，这是容易出现的。

所以以上说到的两类人，对于治疗的依从性不同，一类是过度倚重，一类是完全不在乎，对这样的情况来说，都需要我们周边的人去帮助他，提醒他。

如何理解隔离治疗期间患者的各种表现和诉求？

大家好，我是肖存利，精神科主任医师，来自北京市西城区平安医院。我和大家一起来聊一聊，如何理解隔离治疗期间患者的各种表现和诉求。

在和隔离的人或者隔离病房里的密切接触者交流的过程中，我们发现，不同隔离阶段的人，他们的诉求是不一样的；不同病情严重程度的人，其诉求也是不一样的。

对于刚开始隔离的人来说，他的身体相对来说处于一个比较正常的状态，突然被限制自由的他可能就生活适应类的事提出诉求。比如自己平常生活习惯上的东西带还是没带，饭的热冷等。

在这个过程中间，还有一些是因为家里有好几个人都出现症状，这样的聚集性案例也很多。有可能其他的家人因为疾病的严重程度不同，会分别在不同的医院进行隔离。因此会对其他的人有一些牵挂。我们在前期就遇见这样的一个女同志，她的母亲因为同样的问题被隔离在市里另外一家医院，她不了解母亲的情况，非常担心，反复找医务人员和服务人员问自己母亲的情况。我们在提供服务和保障的时候，需要考虑到他们情感上的一些需要。

到了隔离后期，人们开始变得越来越有希望，因为开始倒数出院日期了，患者这时候会考虑：我也还挺好的，我可以出去了，出去后我要做点什么等。

在患者隔离期间，除了他们的生活类、情感类的需求之外，他们生活的意义感显得非常重要，因为活动范围，还有身体上的疾病等的限制可能需要他们安静下来。对于隔离的危重患者来说，他们在这个期间的诉求不见得有那么多，这时候，缓解他们身体上的痛苦是这个期间非常重要的一个诉求。我们医务人员除了帮这些人员解决其生理上的需求外，也可以用我们的语言或身体姿势去安抚他向他们表达我们的友好，帮助他们树立信心，这可能是患者非常需要的。

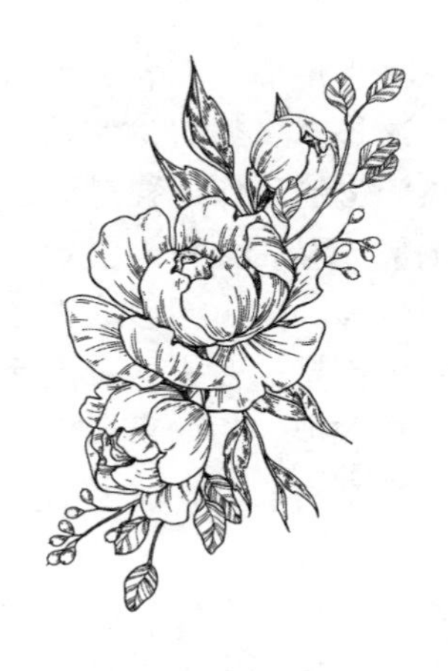

发热门诊就诊是什么样的过程和什么样的体验？

大家好，我是肖存利，精神科主任医师，来自北京市西城区平安医院。我来和大家聊一聊发热门诊就诊是什么样的过程、什么样的体验。谈到发热门诊，不知道大家会想到什么？也许觉得发热门疹就等于疫情，或者发热门诊就等于死亡，发热门诊等于威胁等，这是对发热门诊的无限想象中的幻想。

其实真实的发热门诊的工作过程是这样的：门口会有一个测量体温的仪器，测量体温后会有人引导去做好更多防护，如戴口罩、戴手套、消毒等。医生问诊后去做相应的检查。在整个过程中，原则上基本都是一对一的，因而环境相对安全。

在这个过程中，患者担心的就是我们所谓的消毒防护做得是否到位，是否会引起交叉感染，这方面是发热门诊做得最到位的地方。

大家在发热，特别是有疑似症状的时候，该去就诊还是要去看一看。在就诊之前，我们可以借用目前的网络资源来寻医问药，若该渠道不能解答我们的问题，也许发热门诊就是我们的选择。

发热不敢就诊怎么办？

大家好，我是肖存利，精神科主任医师，来自北京市西城区平安医院。由我来和大家一起聊一聊，发热不敢就诊怎么办。近期，发热、干咳，这些词汇听起来特别恐怖，其实对于发热的一些人来说，去就诊是需要极大的勇气的。

第一类经常会遇见的问题是，人们到发热门诊，心里非常担忧：如果我在这里交叉感染了怎么办？如果我本来不是新冠肺炎，因为发热就诊，反而被感染了怎么办？这是对环境的担心。

第二类问题是我如果不就诊，或者我传染给其他人，我被追责怎么办？是否要承担这样的后果，对于发热者来说，也是非常担忧的。

第三类问题是我在发热，又在居家隔离的过程中，我的生活用品缺很多，我又不能出去怎么办？这些是一些现实问题，这些都会带给发热患者带来一些生活上以及心理上的困惑。

对发热的患者来说，去就诊是需要下定决心的。我们在采访中发现，很多人首先会通过网络医生之类的平台去寻医问药。发热患者不敢去医院就诊，也有专业的心理人员来帮他，让他心态更加安稳，鼓起勇气走进发热门诊。

怎样去帮助没有时间接受心理服务的一线人员?

大家好，我是肖存利，精神科主任医师，来自北京市西城区平安医院。由我来和大家一起聊一聊，如何帮助没有时间接受心理服务的一线人员。在这次疫情中，有大量的人员投入防疫战斗中，在不同的岗位上忙碌地工作着，他们的体力和精力的透支是相当大的。

在这种情况下，有一些人是硬撑着去完成大量的工作，他们的心理已经到了极限，需要帮助，但谁来帮他们，怎么样去帮他们? 因为他们没有时间接受心理医生的帮助，他们的家人、朋友、周围的人也许能够给他们提供一些帮助。在这样的过程中，我们可以帮他们去解决的是睡眠问题。还有，如果他们的情绪已经出现崩溃，或者是情绪出现过度卷入，不能理性地处理一些文件、处理一些数据、分析一些现象的时候，也许我们可以提醒他们休息一下，或者是稍微理性一点，让自己离开工作场所 10 分钟。

我们发现，一个人在办公场所和家这两个空间的替换过程中，心态会发生一些变化。因此，要给一线工作人员设置一些边界，就是离开办公室那一刻，就算坐在车上去开会，这一刻也要他们完成一个仪式性的动作，让他们觉得自己这一刻可以暂时放下，哪怕仅仅只有 10 分钟。空间上这样的一些暂时转换，对他们来说也是一种帮助。

我们还可以将快餐式的语音推送给他们，让他们听几十秒，这或许就会对他们有所帮助。当情绪波动的时候，如果周围有一个人在提醒他们，给他们营造一个环境说一说自己的委屈，让他们可以在这样的工作间隙，获得一丁点的释放和一丁点的帮助，就显得非常重要了。

当各种方法都不管用的时候，也许求助于药物是一种最好的方法。

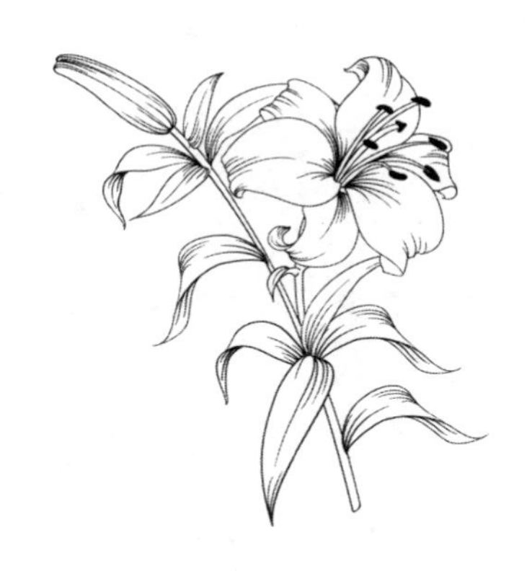

发热、躲来躲去耽误了病情，是一个什么样的状态呢？

大家好，我是肖存利，来自北京市西城区平安医院，是精神科主任医师。这一节由我和大家聊一聊，发热、躲来躲去耽误了病情，是一个什么样的状态呢？我想这一节从一个真实的案例和大家说起，我们近期接诊了一个很闹心的患者。我们发现，他的心情像过山车一样的，去就诊之前发热，躲来躲去，反复在家测体温，觉得乏力，觉得气短，觉得咽痛，想过来想过去，总在想着如果自己死了怎么办？

那么，对于这样的人来说，他躲来躲去，可能他的压力很大，不敢去就诊。其实，他需要承载的还有道德上的评判，如果他这样躲来躲去传给别人，那他就不是一个善良的人，就是一个不负责任的人。

还有另外一个压力，如果在这种情况下，自己的身体状况出现异常，又怎么办？这些都是他以后需要去面对的。只有自己在鼓足勇气的情况下，才敢去医院就诊。医院诊断之后，他在出来的那一瞬间，医生说他不是这个病的时候，他的心情一下子就开朗了。他自己描述说像天变了，自己发现走路的步子也快了很多，也敢上超市了，买一点自己想吃的东西，等等。他找到了回归生活的乐趣，虽然大家都还在居家隔离中，但是自己的心情已经不同，不一样的心情就会出现这样一种不一样的状态。

所以说，如果感觉不对，还是不要犹豫，尽早去医疗机构就诊。

有些人担心被感染，不停地查资料，对照着找自己身上的不舒服，是怎么回事呢？

大家好，我是肖存利，精神科主任医师，来自北京市西城区平安医院。我来和大家聊一聊这个问题：有些人担心被感染，不停地查资料，再对照着自己身上的不舒服，是怎么回事呢？从疫情发生到现在，我们接到很多这样的咨询电话，也看到各种各样的现象，有很多人不停地放大自己身上的不舒服，这是一种比较常见的现象。当然，在求助电话中，很多人其实是不需要求助的。

像这样反复查资料，反复在自己身体上找故事，这是一种在威胁状态下的过度表现，因为既往的生活节律和稳定性被打破之后，人会通过这样的过度搜索获得一种掌控感，好像通过搜索就能够确定这个东西是什么。

人们在担心的过程中，也可以获得这样的掌控感。在自己身上不停查找不舒服、求证自己疑病的现象，同样指向确定感和节律感。不确定和混乱带给了他内心的恐慌和不安，那么，当抓不住外界事物的时候，抓住自己行不行？有一些人，就会用这样的方式来在自己身上获得控制感，有些人会发现，自己的心脏怎么突然疼起来了，身上怎么一阵热一阵冷，好像真的感冒了一样。

我们前几年曾在学校遇到一个案例。一个孩子出现了呕吐，然后一片孩子都出现了呕吐，刚开始大家都以为是食物中毒，结果发现是集体癔症的发作。当然，每个人在发生这种疫情的时候，他的心态和他对这个事情的看法和认识是完全不一样的。对一些人来说，他会觉得恐慌，通过这样的掌控感，他就可以获得内心的一点点稳定，从而保证自己继续生活下去。

对于这样一些人来说，可以在周围找一些掌控感，比如每天规律地做饭，规律地画画，写一些东西，规律地视频聊天，或者做一些其他的事情，把对身体的关注降低。

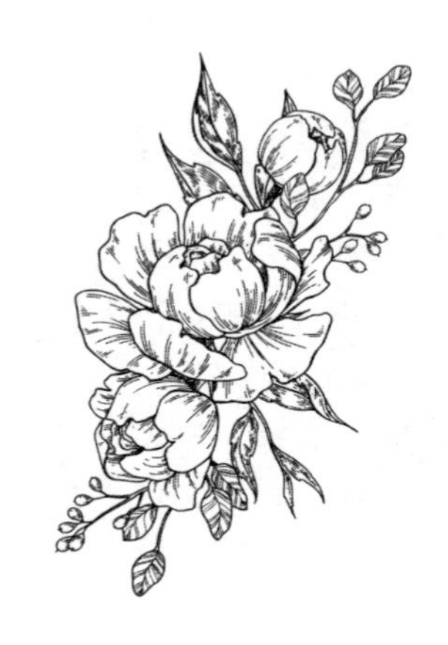

一些慢性病人需要长期用药，又担心去医院取药时感染怎么办？

大家好，我是肖存利，精神科主任医师，来自北京市西城区平安医院，我来和大家聊一聊这个问题：一些慢性病人需要长期用药，又担心去医院取药时感染怎么办。慢性病人，尤其是“高糖冠脑”，也就是高血压、糖尿病、冠心病、脑卒中等慢性病患者，需要长期服药来稳定病情。疫情期间，医保政策适当放宽了单次取药的剂量。

在取药过程中，我们看到大量患者去医院的时候，防护还是做得很好的，戴着口罩、眼罩甚至有些戴着手套，把自己包得严严实实的。对于一些慢性病患者，如果觉得身体抵抗力特别弱，或者自己身体特别不好的话，可以让家里人帮着去取药，尤其是复诊患者。

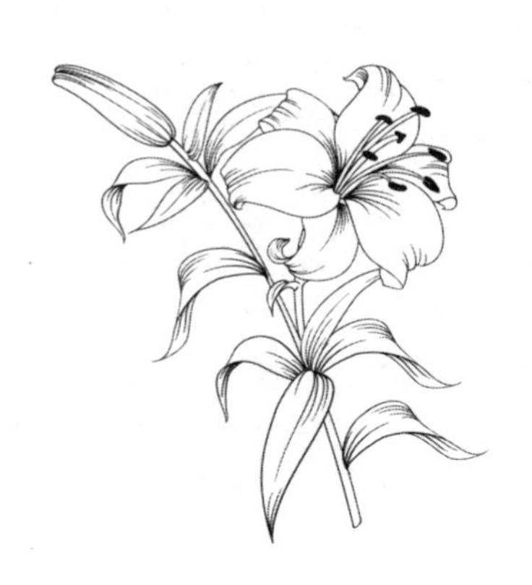

对于焦虑、抑郁等症状，我们可以通过什么方式进行自测?

大家好，我是肖存利，精神科主任医师，来自北京市西城区平安医院。我和大家来聊一聊，可以通过什么方式进行一些有关症状的自测，如焦虑、抑郁等症状。其实网上现在有一些自测，内容非常多。首先，我想和大家推荐政府的公益平台，还有一些像北京预防医学会推出的自测平台，这些平台相对权威，我们也可以放心地去进行自测。

自测的时候，可能结果会提示你没有问题，还有一些自测，会提示你是有问题的。不管是有问题还是没有问题，我都想和大家聊一聊这些自测结果和我们的症状之间的关系。对于自测来说，它毕竟是我们自己评价自己的感觉，有一些人觉得自己没有什么问题，所以他的评分都很低。他的问题可能已经很严重了，但他自测的结果显示没有问题。那么对于这样一些人来说，他自测的结果到了周边的朋友或者医务人员手里的时候，我们要再去关注一下。因为这样的人把症状全部进行了降维处理，我们要高度关注，他是不是一个有问题的人。

还有一类人，他对症状的评价可能会出现高估的现象。在评价的过程中，他可能会对自己的症状升维处理，会让人们觉得他好像挺严重的。我们医务人员拿到这些结果后，也要去评价自测结果。

一般的专业人员都会有这样一个再去看自测结果的过程。因为我们的评价有自评，还有他评，自评和他评相结合有利于我们更加客观地评价患者的真正状况。

我们应该如何看待自己的焦虑？

大家好，我是来自北京安定医院国家精神心理疾病临床医学研究中心的周晶晶医生，我来为大家解答这个问题：我们该如何看待自己的焦虑。

首先我们来了解一下什么是焦虑症。焦虑症是一种以焦虑情绪为主要表现的神经症，它包括急性焦虑和慢性焦虑两种。临床上急性焦虑指的是惊恐发作，它是一种突然出现的惊恐体验，常常表现为严重的窒息感或濒死感。很多患者会有那种精神失控的感觉，一般来说，急性焦虑发作的起病会非常集中，也很迅速。慢性焦虑指的是广泛性焦虑症，也是焦虑症中最常见的一种表现形式，患者可能会长期感到紧张或不安、心事重重，与人交谈的时候没有耐心或急躁，甚至很多患者会伴有躯体的表现，包括头晕、胸闷、心悸、呼吸困难，甚至尿频、尿急、出汗等症状。这些表现一般来说都是患者之前经历了比较多的不好的生活事件之后，出现了这些焦虑的反应。出现焦虑反应之后，很多人总是担心很多事，把很多生活事件想得结局非常糟糕，在过分警觉的状况下，他容易对周围的环境和人物产生错误的感知和错误的评价，因而就会出现那种草木皆兵或大祸临头的感觉。

当我们的患者在真实的生活事件中出现了上述这些临床表现，并且已经持续了很长时间，对工作生活产生了很大的影响的时候，我们就要给予重视。我们应该如何去调节我们的焦虑情绪呢？首先，我们可以使用放松疗法，这些放松疗法包括音乐疗法、瑜伽，或者气功。做这些放松的原理，其实都是为了让我们的一些生理水平，包括我们的心率、呼吸、脉搏、血压等都能有一个明显的逆向变化。也就是说在出现焦虑表现的时候，我们的呼吸、心率、脉搏，都会明显升高。而当我们做这些放松训练的时候，我们生理水平的下降也会使我们的焦虑情绪得到很大的缓解。

同时，很多焦虑症的发生都源于我们的错误认知，或者和我们的错误认知是有关系的。当我们对一件事物的认知产生了偏差，我们就往往会把结局想得非常悲观，这个时候就会加重我们的焦虑情绪。如果我们能够改变我们的认知，对事情正确认知判断，也是能够改善我们的焦虑情绪的。

当我们通过上述方式调节焦虑的时候，肯定会使我们的情绪得到一定的缓解，但是也有很多人，在经历了这些自我调节之后，发现效果并不好，或者我们自己不知道该如何正确应用这些调节方法，也可以选择专业的心理机构，找到专业的心理咨询师，来帮助我们缓解上述的焦虑情况。

当我们运用了这些手段之后，发现我们的焦虑情绪缓解得依然不彻底，或者我们的焦虑情绪程度比上述描述的还要更重，持续的时间更长，我们可能就要考虑到精神专科医院，来让专业的精神科医生判断我们的症状，给予专业的治疗，评估我们是否需要应用一些药物治疗干预的手段来缓解我们的焦虑症状。

紧张、焦虑会导致体温升高吗?

大家好，我是北京安定医院的闫芳，由我来为大家解答这个问题：紧张、焦虑是否会导致体温升高。在这里给大家先举一个小例子，有一天我在电话咨询的时候，有一个来电者说他这两天非常紧张、非常害怕，每天都会自己测量体温，最高时体温是37.1℃，自己通过休息或者一些放松训练，就会出现体温下降，降到36℃多。他的问题就是紧张和焦虑，这是导致体温升高的一个原因。大家知道这次疫情来得非常突然，面对每天增加的确诊人数，每个人都会出现一些紧张害怕的情绪。那么紧张、害怕到底对不对？其实紧张、害怕没有对错，也就是说我们的情绪本身没有对错，面对一个灾难性的事件或者一个突发事件，我们出现一些紧张、害怕，这是人的正常反应。

一些紧张的事件出现后，每个人都可能会有一些情绪化的反应，这些反应其实都是我们人体的自我防御，也就是自我保护的反应。面对灾难或突发事件时，我们大脑里的杏仁核会启动。就像我们面对一只大老虎的时候，我们可能会出现紧张、害怕，不是逃跑就是战斗，这时候调动了我们身体的植物神经系统，植物神经分为交感神经和副交感神经，交感神经兴奋的时候就会出现心慌、心悸、面色潮红，有时候还会出现浑身发抖的表现。而副交感神经兴奋的时候，也就是我们比较僵住的一个状态，情绪比较低，觉得乏力，不知道自己怎么办这样一个比较呆的状态。

所以，紧张和焦虑是人类正常的保护功能，也是由我们的大脑告知我们的身体，我们下一步要去做什么。情绪和我们的身体反应其实是一对孪生姊妹。身体的反应一般都是伴随着情绪产生的，所以如果一个人过于紧张、焦虑，他的交感神经兴奋，出现一些潮热感觉的时候，我们可能会感觉自己的身体在发热，在反复测量体温的过程中，也可能会出现体温的一个略微升高。

我们的身体反应有可能因为过度关注而被增强或放大了。所以建议大家每天自测体温的次数不宜过多，一天两次足矣，不用过于紧张。如果体温真的略有升高，没有超过 37.3℃，看看通过休息能不能使体温恢复正常，如果恢复正常，也没有接触过可能的感染者，就不要过于紧张，做好防护，少出门，勤洗手，保护好自己。在这个时期调整好自己的情绪，放平心态，使我们的身体和我们的心情处在一个相对稳定的状态，这样大家可以更好地调动身体自身的免疫力，来对抗一些不好的情绪。但是若真的出现发热症状，且经过休息无法缓解，就要考虑就医。

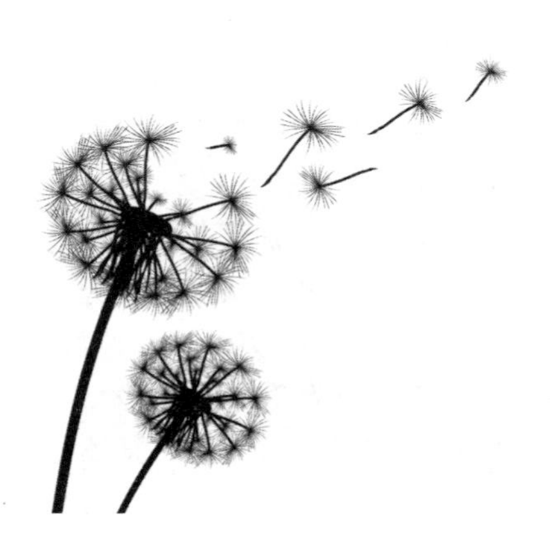

发现低烧、咳嗽、感冒等与肺炎有关的敏感症状，害怕真的被感染，又不敢去医院怎么办?

大家好，我是沁园心理的魏广东，我来给大家解答这个问题。如果说我们在家隔离期间确实发生了一些症状，如低烧、咳嗽、感冒等，而我们无法鉴别和诊断这些症状是不是真的属于新冠肺炎，所以我们需要专业的人士来给我们一个诊断。

第一，如果你不敢去医院，害怕交叉感染，我们也很理解。但怎么去减少这种恐惧? 我觉得第一点就是做好自我防护。专家给我们提出一些如何防护新冠肺炎的建议，比如：戴口罩、戴护目镜、穿防护服，我们可以按照专家的建议把自己防护起来，甚至适当地多防护一下，那么可能就会减少这种恐慌。

第二，我们应该去行动。当你真的出了门或者真的到那个地方去的时候，反而会降低自己的这种恐慌感，很多时候的恐慌来源于我们自己没有行动，一旦自己出门，这种恐慌反而会变少。

第三，我们也可以进行自我放松，做一些深呼吸，让自己放松一下，让自己缓一缓这种紧张感。

当然，还有一些建议可能不算是心理上的，如果我们出现类似症状的话，我们不妨去打一下医院的电话，问问他们怎么办。他们会给我们提供一些建议，包括如何做好自我防护、获得相应的信息，这样也会减少我们的恐惧。

在当前情形下，有时候我们这些敏感症状实际上未必是真正的生理疾病，而是由于我们受到了一些暗示。现在有很多关于新冠肺炎疫情的描述，包括症状的描述，有些人就容易受到暗示，好像自己真的有症状一样。我们在避免受暗示的同时，要减少对相应信息的关注。过度关注新冠肺炎信息，可能会给我们的心理造成不良影响，我们要减少类似的关注，把注意力放在其他有利于我们心理稳定和健康的事情上。

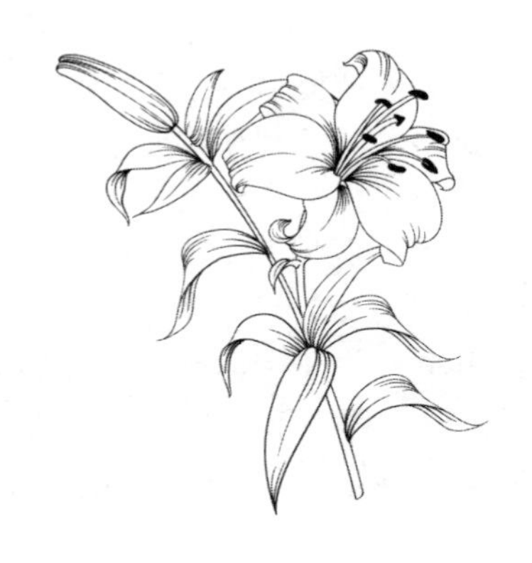

家长和老师如何教育儿童应对疫情？

大家好，我是后现代心理教练陈彤，我来为大家解答这个问题：家长和老师如何教育儿童应对疫情。

首先，保持平和的心态。家长和老师作为成年人，要想方设法使自己平静下来，克服自己的恐慌。如果没有恐慌则梳理一下，自己是怎么做到的？因为情绪具有感染力，成人的言行对儿童具有极强的暗示作用，而且，儿童稚嫩的心灵不足以承担太沉重的情绪压力，这时候就需要父母或老师，以沉着冷静的心态、平和舒缓的语音语调，尽量给孩子营造一个相对平缓的学习和生活氛围。

其次，科学讲解知识。对于外界有关疫情的沸沸扬扬的知识和信息，一定要经过仔细加工，然后有选择、有目的、有策略地摘取来源可靠、儿童关心或有关儿童的内容，以他们愿意接受的方式讲述给他们，以帮助儿童了解为什么要自我保护，防护策略有哪些，如何进行自我防护等知识，以此帮助儿童学会更加珍惜健康，热爱生命，崇尚那些公益活动和舍己助人的行为。

再次，树立卫生典范。儿童具有很强的模仿能力，所以对儿童来说，最好的教育方式莫过于提供一个鲜活的参考模式。为了帮助孩子培养良好的防护意识，父母和老师的榜样作用是非常关键的。比如经常洗手、公共场合戴口罩、不随地吐痰等习惯，孩子需要在成人的熏陶下逐步形成。在疫情横行的形势下，全社会万众一心、众志成城，在同舟共济、共抗疫情的过程中，帮助儿童关注涌现出的许多可歌可泣的英雄事迹和感人故事。借此机会，结合身边的事例，给儿童进行心理素质、品德素质教育，增强儿童的同情心、责任感、意志力和道德意识。同时，对于工作在抗击疫情第一线的医护人员、社会工作者、解放军以及干部子女，应该给予更多的关照和帮助。

最后，加强亲子包括师生的互动。在疫情肆虐的特殊情况下，成人都不免紧张和恐慌，更何况是儿童。恐慌一旦超过儿童的心理承受能力，势必会给孩子幼小脆弱的心灵带来心理创伤。所以，这时候父母和老师要尽可能多找一些时间来陪伴孩子，与他们耐心地沟通和交流，多鼓励儿童，关心儿童，随时了解儿童的心理状态，及时给予必要的心理支持。可以与儿童一起玩游戏，如拼图、找不同、搭积木、打算盘等；一起看绘本，讲绘本故事，并讨论情节；一起看动画片和影视节目等。但这里特别提示一下，不鼓励过多使用手机和平板电脑等产品，因为这些东西有让孩子染上电子依赖症的隐患。让我们一起努力，让孩子与我们一起安然度过这一时期。

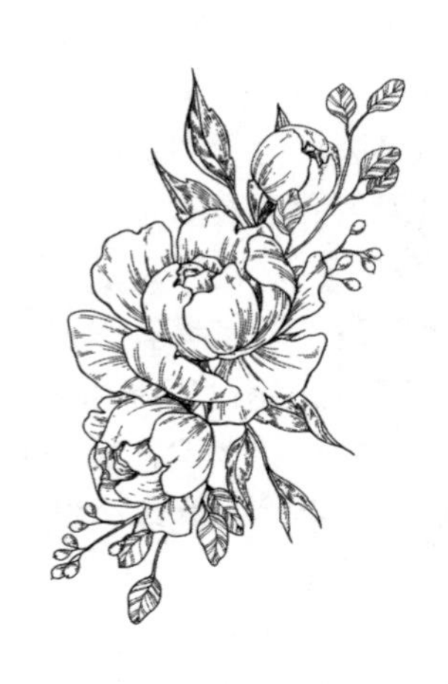

为防疫情，家长私自决定不让孩子上学，是否合适？

大家好，我是后现代心理教练陈彤，我来为大家解答这个问题：为防疫情，家长私自决定不让孩子上学，是否合适。

我认为，家长私自决定不让孩子上学是不合适的，主要会在以下三个方面造成不良影响。

第一就是孩子的心灵会受到创伤。人是群居性动物，上学的孩子已经具备脱离家庭去探寻更加广阔天地的求知心理。私自决定不让孩子上学，会使孩子感觉自己离群，就像一只落在地上的大雁，眼睁睁地看着其他伙伴结对飞向远方一样。就算是家长找网络课程或者亲自给孩子上课，都无法弥补孩子的心理创伤。更为严重的是，由于孩子离开学校环境，还可能导致其他小伙伴甚至老师对停学儿童的歧视和孤立。不上学的儿童有可能被视为胆小鬼、可怜虫。慢慢地，孩子自己也许会觉得自己不够勇敢，在别人长期以逃兵的眼光看待下，自己也会失去自信，相信别人眼中的自己，从而怀疑自己。从另一个角度来看，个别的孩子也许会觉得自己与众不同，理应受到特殊保护，从而滋生自我中心和个人主义的消极态度。

第二就是影响学校管理。学校教育是系统地指导孩子的学习和成长，需要按部就班的统一安排。如果个别家长自行停课，必然会使学校的教学安排受到影响。这种由于疫情产生的恐慌心理，势必影响其他家长纷纷如法炮制，这样会给学校上下造成一种恐慌气氛，必然影响学校的整体教学安排，破坏学校正常的教学秩序。

第三就是孩子学业受损。孩子停学在家，缺乏老师的系统教学和针对性的指导，时间长了，孩子赶不上学校的教学进度，必然会影响学业。我们认为，目前政府对学校的疫情预防工作非常重视，如果疫情确实很严重，政府会要求学校采取相应的停课措施。

作为学校，现在人性化管理已经深入人心；作为家长，注意关照自己的孩子，做好个人防范，必要时也可以做到专人接送，以保证孩子正常学习，并在抗击疫情的形势下，锻炼孩子保持觉察、审时度势、勤于思考、互相关心的优秀品质和良好的个人意志，帮助孩子养成品学兼优的人格魅力。

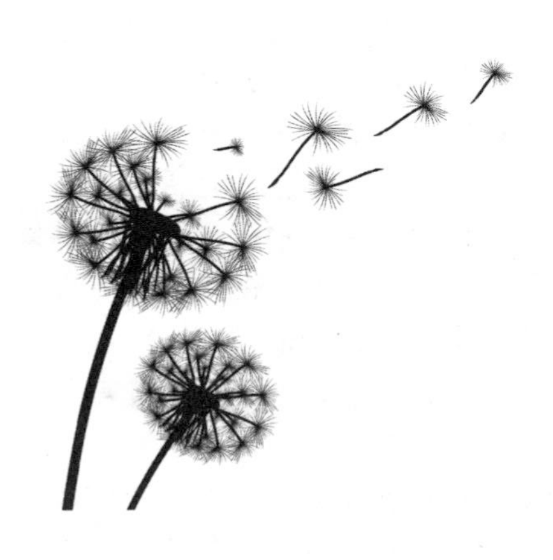

如何在疫情期间让自己和孩子保持一个良好的心理状态？

大家好，我是北京市丰台区大红门东楼幼儿园园长，我叫杨书兰。今天非常荣幸在这里和大家一起交流，如何在疫情期间让自己和我们的孩子保持一个良好的心理状态。

在回答问题之前，我想说的是，面对此次疫情，我们心里有各种各样的感受，孩子也会这样，甚至比我们更难应对。在这样一个特殊的时期，我们更要努力帮助我们自己和我们身边的孩子，应对当下疫情带来的压力。

首先我们都需要了解，在这样一个危机下，如果我们自身的感受是悲伤的、紧张的、不安的、困惑的、害怕的，或者是情绪暴躁的，我想告诉你，这所有的情绪状态都是非常正常的。当有这种情绪的时候，可以选择与您的朋友、您信任的家人，通过不同的方式来聊一聊，聊聊我们现在的生活，聊聊我们的情绪，聊聊我们的困惑，看看对方能不能给我们一些建议。当然，在这种特殊的情况下，也许很多人是在被隔离、被封楼、被封村的状态下，我们必须要待在家里。

我认为您依然可以通过保持健康的生活方式，来达到自我情绪的愉悦。我们所说的健康生活方式有哪些呢？我认为最简单的也是我们最能直接做到的有三点：保持正常的营养均衡饮食，保证充足的睡眠时间；在家里适当地进行锻炼。

在这样一个时期，不建议大家用抽烟、喝酒或服用其他药物的方法来缓解我们当下的一个情绪状态。

除此之外，我们还可以做什么呢？我们还可以减少观看和收听您认为感到不愉快的信息和报道，减少我们面对这种负面情绪的机会，从而减少我们的烦恼和焦虑。我想在我们人生道路上，每个人都有应对逆境的方法，来帮助自己很好地管理情绪，这个时候我们可以想想有哪些方法我们曾经用过，而且对自己是非常有效的。同时一定要坚定地相信自己，我是可以做到的。如果您感到真的无法面对这样的情绪压力，真的不能很好地管理和解决现在的情绪，也请您及时找到医务人员，或者找到相关的心理咨询师，和他们说一说，聊一聊，寻求专业人士的帮助。

对于孩子来说，在压力面前，他们的表现往往与成人不同，他们有可能会更加固执、焦虑、胆怯、生气，甚至焦躁。有一些孩子在压力和情绪反应很大的时候，甚至还会出现尿床的情况。我们在面对这种情况的时候应该怎么做呢？我觉得第一点，我们成人需要用一种支持的方法来应对孩子的反应，我们应该认真倾听，询问他们担忧的内容，知道他们担忧的内容之后，我们可以轻声地与他们进行交谈，并给予他们一些时间和更多的关注、关怀，还有爱，陪伴他们、帮助他们、理解他们。在此期间，我们让孩子尽量与父母和家人在一起，如果孩子不得不与家庭成员中的重要人物分开的话，请离开的那个人，通过微信、电话等多种方式和您的孩子保持一个相对固定的联系，让他们从内心真正感觉到安心。同时让孩子保持正常的生活习惯。上课、学习以及安全玩耍和放松也是非常有必要的。最后，如果可以，请尽可能客观地告诉您的孩子，我们当下发生了什么。可以用孩子能理解的方式告诉他们，我们如何才能降低感染的风险。此外我们还需要告诉他们，也许就在我们的身边，有可能会发生什么样的情况。比如说我们家庭成员中可能有人会因为身体不适需要去医院一段时间，你要告诉他，医生可以帮助病人恢复健康，请他不要担心。